Ahmed HARBAOUI

Tratamento do empiema subdural intracraniano

Ahmed HARBAOUI

Tratamento do empiema subdural intracraniano

Epidemiologia e tratamento

ScienciaScripts

Cover image: www.ingimage.com

This book is a translation from the original published under ISBN 978-620-6-72215-1.

Publisher:
Sciencia Scripts
is a trademark of
Dodo Books Indian Ocean Ltd. and OmniScriptum S.R.L publishing group

120 High Road, East Finchley, London, N2 9ED, United Kingdom
Str. Armeneasca 28/1, office 1, Chisinau MD-2012, Republic of Moldova, Europe
Printed at: see last page
ISBN: 978-620-8-25100-0

ÍNDICE DE CONTEÚDOS

INTRODUÇÃO

As supurações intracranianas são relativamente raras, mas podem ser potencialmente graves e ameaçadoras da vida. O empiema intracraniano (EICP), que é uma coleção de pus dentro dos espaços intracranianos naturais, representa 31 a 65% dos casos, dependendo da série publicada [1]. O empiema subdural, que se desenvolve no espaço subdural (entre a dura-máter e a aracnoide), é a localização mais comum do empiema intracraniano (EPC) e está mais frequentemente associado a uma infeção piogénica. Trata-se de uma verdadeira emergência médica e cirúrgica [2].

O advento de novas técnicas de imagem tornou possível diagnosticar o empiema subdural intracraniano (EDIC) mais precocemente, com maior precisão topográfica e melhor gestão, melhorando assim o prognóstico e reduzindo as sequelas neurológicas.

Vários autores adoptaram uma abordagem essencialmente médica para o tratamento da CTE e, em particular, da ESDTC, baseada essencialmente na antibioticoterapia, reservando a cirurgia para alguns casos especiais. No entanto, nos últimos dez anos, foram efectuados poucos estudos sobre as ESDTC e não existe consenso sobre o seu tratamento terapêutico após o diagnóstico [1, 2, 3].

No nosso trabalho, relatámos a experiência do serviço de neurocirurgia do Hospital Militar de Tunes, analisando os diferentes parâmetros recolhidos em 53 casos de ESDTC admitidos durante um período de 15 anos (janeiro de 2000 a dezembro de 2014).

Estudámos e analisámos os dados epidemiológicos, clínicos e neurorradiológicos, os problemas de diagnóstico, a contribuição dos exames complementares, as atitudes terapêuticas e as consequências evolutivas, comparando os nossos resultados com os da literatura, a fim de propor um tratamento normalizado da ESDTC com germes piogénicos em adultos imunocompetentes.

DOENTES E MÉTODOS

1. Tipo de estudo :

Realizámos um estudo retrospetivo que incluiu 53 pacientes que apresentaram ESDTC e foram hospitalizados no departamento de neurocirurgia do Hospital Militar de Tunes durante um período de 15 anos, de janeiro de 2000 a dezembro de 2014. Os diferentes casos foram identificados a partir dos arquivos manuscritos e electrónicos do serviço, bem como dos arquivos manuscritos do bloco operatório.

2. Critérios de inclusão :

- Neuroimagem sugestiva de ESDTC.
- Idade 2: 15 anos.
- Germe piogénico isolado / nenhum germe isolado na(s) amostra(s) bacteriológica(s).
- Sem antecedentes de imunodepressão ou de cirurgia cranioencefálica, nomeadamente evacuação de um hematoma subdural crónico.

3. Critérios de exclusão :

- Aspeto sugestivo de outra supuração intracraniana na neuroimagem (abcesso cerebral, empiema extra-dural).
- Empiema cerebral causado por fungos, parasitas e tuberculose.
- Idade < 15 anos.
- Contexto da imunodepressão.
- Doentes que beneficiaram de uma cirurgia que incluiu a evacuação de um hematoma subdural crónico.

4. Procedimentos de inquérito :

Os dados recolhidos foram transcritos para o Microsoft Office Excel 200?

4.1. Dados epidemiológicos :

Frequência anual, idade, sexo.

4.2. Dados etiológicos :

- Infeção local ou contígua.
- Infeção por plaqueamento direto.
- Entrada desconhecida.

4.3. Dados clínicos :

Modo de aparecimento, duração dos sintomas, sinais clínicos. (HTTC, síndroma infecioso, perturbação da vigilância, sinais meníngeos, sinais neurológicos focais), formas clínicas (formas típicas e formas pauci-sintomáticas).

4.4. Dados para-clínicos :

- Dados radiológicos: TAC e RMN cerebrais
- Dados biológicos: CBC, ESR, CRP
- Dados bacteriológicos: Pus do empiema, amostragem no local de entrada, punção lombar (PL).

4.5. Dados terapêuticos :

4.5.1. Tratamento curativo :

- Tratamento médico exclusivo / Tratamento cirúrgico.
- Tratamento médico: uma combinação de antibióticos de largo espetro.
- Tratamento cirúrgico (trepanação/craniectomia ou craniotomia).

4.5.2. Tratamento sintomático :

- Tratamento anti-edematoso.
- Tratamento anti-epilético.

4.5.3. Tratamento da porta de entrada

4.6. Dados do acompanhamento de doentes internados :

Parâmetros clínicos, biológicos e radiológicos.

4.7. Evolução dos dados :

A evolução a foi classificada como favorável e desfavorável.

- Os doentes foram considerados como tendo tido uma evolução favorável se apresentassem uma melhoria clínica (regressão dos sinais de hipertensão intracraniana, melhoria do estado de consciência, regresso à apirexia em caso de febre) e radiológica (diminuição do tamanho do empiema, diminuição do edema peri-lesional, diminuição do efeito de massa), com uma autonomia normal à data da alta, associada ou não à existência de uma incapacidade moderada (GOS=4 - 5).
- Os doentes que morreram durante o internamento ou que apresentaram uma incapacidade grave à data da alta com perda de autonomia, apesar da melhoria clínica e radiológica, foram considerados como tendo tido um resultado desfavorável (GOS=1 a 3).

4.8. Dados de acompanhamento após a alta :

Foram recolhidos e estudados os diferentes parâmetros clínicos (presença ou ausência de incapacidade, presença ou ausência de melhoria ou de agravamento da incapacidade, presença ou ausência de sinais de recidiva do empiema), ecográficos, etc. (tempo até ao 1er controlo após a alta, aspeto da TC, número de exames) e terapêuticos (tratamento em curso, duração, realização ou não de tratamento da porta de entrada) do seguimento na consulta externa de neurocirurgia, com um seguimento de 2 anos.

5. Análise estatística :

Efectuámos uma análise estatística univariada, utilizando o teste exato de Fisher e o Odd-ratio, comparando os 2 grupos de doentes (evolução favorável / evolução desfavorável) de acordo com os seguintes factores

- Idade
- Género
- Duração dos sintomas
- Estado de consciência inicial (dividido arbitrariamente em 2 grupos: GCS< 12/15 e GCS> 12/15) .
- Cerco do empiema
- Porta de entrada
- Técnica cirúrgica

A significância foi mantida para um valor de $p<0,05$.

RESULTADOS

1. Dados epidemiológicos :

1.1. Frequência :

Durante um período de 15 anos, o serviço registou 53 casos de ESDTC, o que representa uma frequência de 3,53 casos/ano.

Tabela T: Repartição dos doentes por ano

Ano	Número de casos
2000	6
2001	4
2002	2
2003	1
2004	6
2005	2
2006	5
2007	5
2008	2
2009	6
2010	4
2011	2
2012	5
2013	1
2014	2

1.2. Repartição por idade :

A idade média foi de 41,5 anos, com extremos de 15 e 68 anos. A repartição por grupos etários de 10 anos revela um predomínio do grupo etário dos 15-25 anos (29 casos, ou seja, 54,5%).

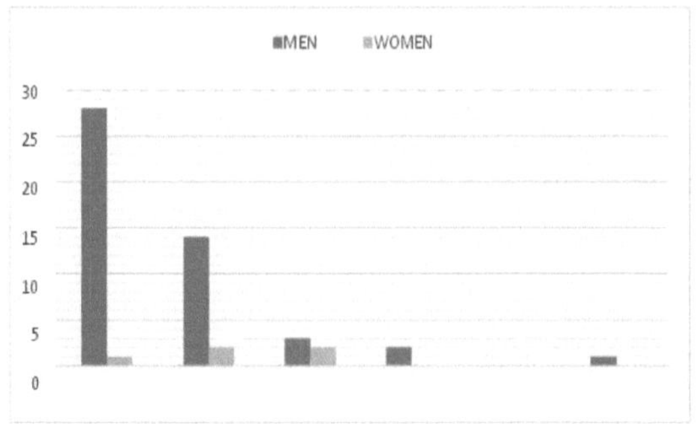

Figura 1: Repartição dos casos por grupo etário e sexo

1.3. Repartição por género :

Verificou-se uma clara predominância do sexo masculino, com um rácio de 9,6.

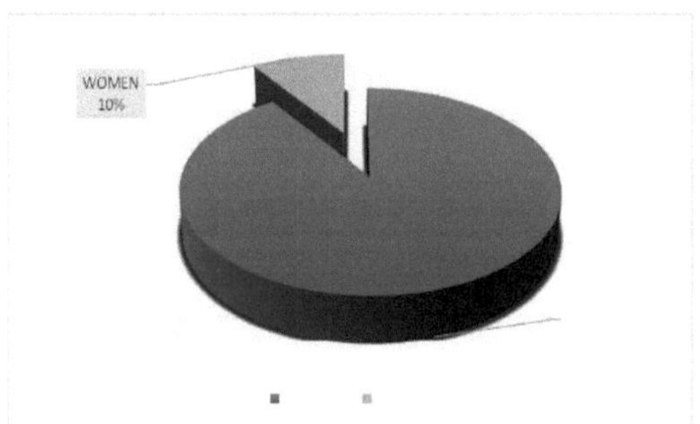

Figura 2: Repartição dos doentes por género

2. Dados etiológicos :

Quadro TT: Repartição dos doentes por etiologia

CausasPercentagem	
Infeção loco-regional	83% (44/53)
Infeção por sementeira	1,9% (1/53)
Porta de entrada desconhecida	15,1% (8/53)

2.1. Infeção local ou contígua :

A infeção loco-regional é a etiologia mais comum: 83%.

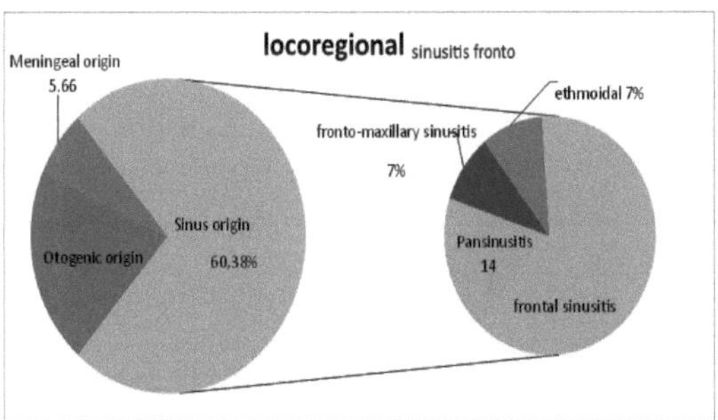

Figura 3: Origem das infecções loco-regionais

2.2. Infeção por plaqueamento direto :

Foi encontrado 1 caso de ferida craniocerebral negligenciada, representando 1,9% dos casos.

2.3. Porta de entrada desconhecida :

Em 8 doentes, não foi encontrado qualquer portal de entrada, ou seja, 15,1% dos casos. A maioria (8?,5%) foi submetida a uma investigação etiológica sistemática completa, incluindo ecografia cardíaca, hemoculturas e uma consulta de otorrinolaringologia e estomatologia. Em 6 casos (?5%), foi efectuada uma serologia para HTV, que se revelou negativa.

3. Dados clínicos :

3.1. Modo de instalação :

Na maioria dos doentes (90,5%), o quadro clínico evoluiu de forma progressiva ou rápida. A brutalidade dos sintomas foi observada em 5 casos (9,4%) de doentes com comitibilidade inaugural.

3.2. Duração dos sintomas :

Variando de alguns dias a algumas semanas, a média foi de 9 dias, com um máximo de 2 meses e um mínimo de 3 dias.

Tabela TTT: Duração dos sintomas na nossa série

Duração da DESS (n=53)		
sintomas (semanas)	Número	Percentagem
1	8	15,09%
1-2	41	?,36%
2-3	2	3,??%
>3	2	3,??%

Na nossa série, os sintomas predominaram entre 1 e 2 semanas de duração, com 92,45% dos doentes a apresentarem sintomas com menos de 15 dias de evolução.

3.3. Sintomas clínicos :

3.3.1 Sinais clínicos :

a. Síndrome de hipertensão intracraniana (ICHT) :

46 doentes (86,8%) apresentavam um ou mais sinais de CTE. O exame do fundo do olho em 8 doentes (15%) mostrou papiledema em 3 doentes.

b. Síndrome infecioso :

Uma febre de 38°C ou superior, frequentemente associada a astenia e anorexia, foi detectada em 39 doentes, ou seja, ?3,58% dos casos.

c. Perda de atenção :

A diminuição da vigilância foi detectada em 48 doentes (90,5% dos casos).

GCS14-12 = 34 casos

GCS12-8 = 5 casos

GCS<8 = 3 casos

d. Sinais meníngeos :

A rigidez do pescoço, associada ou não a um sinal de Kernig e/ou Brudzinski, foi registada em 3 casos (5,66%) no contexto de meningite purulenta.

e. Sinais neurológicos focais :

Encontrada em 24 pacientes (45,28%) (Tabela 4).
e1. Défices sensório-motores :

- Deficiência motora: 14 casos (26,41%)

- ► Hemiplegia: 1 caso
- ► Hemiparesia: 12 casos
- ► Monoparesia: 1 caso
- ► Hiperestesia hemicorporal: 1 caso (1,9%)

e2. Danos nos pares cranianos :

Encontrada em 11 doentes (20,?5%).

- Envolvimento do TT: 3 casos
- Envolvimento da VT: 4 casos
- Deficiência de DTC: 3 casos
- Envolvimento de ATV: 1 caso

e3. Perturbações da linguagem :

Estavam presentes em 4 doentes (?,5%).

- Distúrbios fásicos: 3 casos
- Disartria: 1 caso

e4. Convulsões comiciais :

Encontrado em 12 casos, ou 22,6%, representados por :

- Crises convulsivas generalizadas: ? casos
- Convulsões hemicorporais: 3 casos
- Crises convulsivas localizadas num membro superior: 1 caso
- Crises convulsivas localizadas num membro inferior: 1 caso

e5. Síndrome cerebelar :

Esteve presente em 1 doente, ou seja, 1,9% dos casos.

e6. Síndrome frontal :

Observada em ? doentes (13,2%). A Tl manifestou-se por problemas de memória e de comportamento.

Tabela TV: Repartição dos sinais focais

Sinais de focagem	Número	Percentagem
Défice motor	14	26,41%
Convulsão comicial	12	22,6%
Chegar aos pares craniano	11	20,?5%
Perturbações da linguagem	4	?,5%
Síndrome frontal	?	13,2%
Síndrome cerebelar	1	1,9%
Perturbações sensoriais	1	1,9%

3.3.2. Formas clínicas :

(Quadro V)

a- Forma típica :

A tríade clássica de Bergman (síndrome HTTC/síndrome infecioso/sinais neurológicos focais) estava presente em 21 doentes da nossa série, ou seja, 39,6%.

b- Formas pauci-sintomáticas :

Estas foram as formas mais frequentes na nossa série, representando 60,4% dos casos. Manifestaram-se por apenas um ou dois elementos da tríade de Bergman.

Tabela V: Associações sintomáticas no momento do diagnóstico da ESDTC

Associações sintomático	Número de casos (n=53)	Percentagem
HTTC+ST+SF	21	39,6%
HTTC+SF	11	20,?%
HTTC+ST	9	16,9%
HTTC	8	15,1%
SF	2	3,8%
ST+SF	2	3,8%

HTTC: Síndrome de hipertensão intracraniana ST: Síndrome infecioso SF: Sinais focais.

4. Dados para-clínicos :

4.1. Dados radiológicos :

4.1.1. TAC cerebral :

Todos os doentes foram submetidos a uma TAC de primeira linha sem e com injeção de contraste. A TC cerebral permitiu o diagnóstico positivo de empiema cerebral em 98,11% dos casos e a avaliação da localização, dimensão e várias lesões associadas.

a - Diagnóstico positivo :

Em 52 casos, a TC cerebral mostrou uma imagem sugestiva de empiema subdural: uma coleção subdural hipodensa cuja periferia se realçou após injeção de PDC, por vezes associada a uma área de edema cerebral vasogénico hipodenso (8 casos, ou seja, 15,1%). Apenas num doente, com insuficiência renal que impedia a injeção de contraste, a existência de uma coleção subdural hipodensa, não edematosa, foi insuficiente para excluir um hematoma subdural crónico.

b - Sede :

A localização preferencial foi a supratentorial (98%,1). A fossa cerebral posterior foi envolvida em apenas 1 caso (1,9%). A localização mais frequente foi a frontal: 19 casos (35,85%) e as colecções hemisféricas representaram 20,5% (11 casos) (Tabela VT).

Tabela VT: Repartição dos doentes por topografia ESDTC

Sede social	Número de casos	Percentagem
*Sus tentoriel	52	98,1%
Frente	19	35,85%
Temporal	5	9,4%
Parietal	5	9,4%
Fronto-parietal	6	11,32%
Temporo-parietal	2	3,??%
Hemisférico	11	20,?%
Tnter-hemisférico	4	?,55%
*Sob o tentorium	1	1,9%

c- Tamanho :

O empiema subdural variava em tamanho, de aproximadamente 1mm a 08mm de espessura.

d- Número :

Entre os 53 casos recolhidos na nossa série :

- 50 doentes apresentavam um único empiema subdural.
- 2 doentes tiveram 2 empiemas subdurais.
- 1 doente teve 3 empiemas subdurais.

e- Lesões associadas :

(Mesa de bicicleta de montanha)

Quadro VTT: Repartição dos doentes por lesões associadas

Lesões associadas	Número de doentes	Percentagem afetada
Subcompromisso falcoriel	36	6?,9%
Trombose sinusal sagital	1	1,9%
Trombose sinusal sigmoide	1	1,9%
Enchimento do seio	32	60,38%
Enchimento dos ouvidos mastoide	9	16,98%
Abcesso cerebral	1	1,9%
Lesão traumática oposta ao empiema (pneumocefalia+) recolha subcutânea)	1	1,9%

4.1.2. Ressonância magnética cerebral com sequência de difusão :

A RM cerebral foi efectuada num doente (1,9% dos casos). Foi utilizada para o diagnóstico de empiema subdural, mostrando uma coleção subdural com hipossinal em T1, hipersinal em T2 e realce periférico à injeção de gadolínio, e mostrando restrição à difusão com um baixo coeficiente de difusão (ADC).

4.2. Dados biológicos :

4.2.1. Hemograma (CBC) :

Efectuado em todos os doentes. O hemograma revelou hiperleucocitose em 31 doentes (58,5%).

4.2.2. Taxa de sedimentação (VS):

A VS foi acelerada (superior a 10 mm em 1ère horas) em 22 doentes, ou seja, 41,5%.

4.2.3. Proteína C reactiva (PCR) :

Medido em 3? doentes, estava elevado (acima de 8 mg/L) em 19 deles, ou seja, 51,35%.

4.3. Dados bacteriológicos :

4.3.1. Pus de empiema :

O estudo bacteriológico do pus do empiema foi efectuado nos 48 casos operados no nosso serviço. O agente patogénico foi encontrado em 3 casos, ou seja, 6,25% das amostras colhidas.

Os germes encontrados na nossa série foram :

- Streptococcus milleri (Aeróbio, cocos gram-positivos, origem sinusal): 1 caso.
- Streptococcus sp (aeróbio, cocos gram+, origem desconhecida): caso.
- Brevibacterium spp (bacilo aeróbio, gram+, origem otogénica): 1 caso.

A amostra era estéril em 45 casos, ou seja, 93,5% das amostras colhidas.

4.3.2. Amostragem na porta de entrada :

O exame bacteriológico do pus auricular efectuado em 8 doentes foi sempre estéril.

4.3.3. Punção lombar :

Efectuado em 3 doentes (antes de serem encaminhados para nós). Os resultados revelaram um LCR purulento sem germes no exame direto ou na cultura nos 3 casos.

5. Tratamentos :

5.1. Tratamento médico :

5.1.1. Antibioticoterapia :

Todos os doentes da nossa série receberam tratamento antibiótico (Tabela VTTT): A combinação Cefotaxima/Fosfomicina/Metronidazol foi a mais utilizada (69,8%).

A duração média do tratamento parentérico foi de 34,5 dias, com um mínimo de 22 dias e um máximo de 4 dias e meio.

É de salientar que 6 doentes da nossa série beneficiaram de retransmissão oral: Ciprofloxacina em 4 casos e Rifampicina + Ciprofloxacina em 2 casos.

Quadro VTTT: Repartição dos doentes por combinação de antibióticos administrados

Combinação de ATBs Número de Percentagem de doentes (n=53)		
Cefotaxima+fosfomicina+Metronidazol	3?	69,8%
Ciprofloxacina+fosfomicina+fosfomicina Metronidazol	5	9,4%
Cefotaxima + Cloranfenicol Metronidazol	5	9,4%
Cefotaxima + Ciprofloxacina + Metronidazol	2	3,??%
Tmipenem+ Vancomicina+ Ciprofloxacina	1	1,9%
Rifampicina+ Ciprofloxacina	1	1,9%
Ciprofloxacina + Cloranfenicol + Metronidazol	1	1,9%
Fosfomicina+ Amicacina	1	1,9%

5.1.2. Outros :

a - Tratamento do edema cerebral :

A nossa série incluiu ? doentes com edema cerebral, ou seja, 13,21% dos casos. Estes doentes receberam o seguinte tratamento: Dexametasona na dose de 8 a 12 mg/d, com uma duração variável de 3 a 8 dias (média de 5,5 dias), seguida de uma redução gradual ao longo de uma semana.

b - Tratamento anticomital :

12 doentes (22,6%) tinham sofrido uma crise convulsiva, incluindo :

- 4 doentes foram medicados com fenobarbital (Gardénal®).
- 3 doentes foram medicados com valproato de sódio (Depakine®).
- 5 doentes foram medicados com Carbamazepina (Tegretol®).

5.2. Tratamento cirúrgico

5.2.1. Anemia falciforme /Craniectomia :

Na nossa série, 45 doentes, ou seja, 84,94%, foram submetidos a tratamento cirúrgico baseado em trepanação +/- craniectomia. Destes, 36 doentes foram submetidos a trepanação com 2 orifícios e 3 doentes foram submetidos a trepanação com um único orifício. Foi necessário repetir a cirurgia para re-evacuar o empiema através do(s) orifício(s) da trepanação em 2 dos 39 doentes acima referidos. 6 doentes foram submetidos a craniectomia para alargar o orifício da trepanação (Tabela TX).

Tabela TX: Pacientes submetidos a trepanação +/- craniectomia

Tipo de cirurgia	Número de casos	Percentagem
Broca de 2 furos	36	6?,92%
Broca de furo único	3	5,66%
Craniectomia	6	11,32%

5.2.2. Craniotomia :

3 doentes da nossa série (5,66%) foram submetidos a craniotomia para evacuar o empiema. Em 2 doentes, a craniotomia foi necessária devido à ausência de melhoria clínica e radiológica após a repetição da cirurgia para re-evacuação do empiema através do(s) orifício(s) do trepano. Num doente, a craniotomia foi a primeira escolha devido a pus muito denso que não podia ser evacuado através do(s) orifício(s) do trepano.

5.3. Métodos terapêuticos :

(Figura 4).

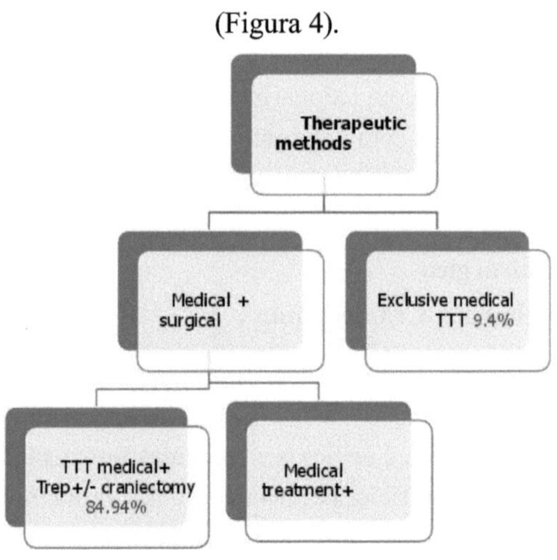

TTT: tratamento; Trep: trepanação

Figura 4: Modalidades de tratamento

Na nossa série, a maioria dos doentes (90,6%) recebeu tratamento médico e cirúrgico. Apenas 5 pacientes receberam tratamento exclusivamente médico, representando 9,4% dos casos (Tabela X).

Quadro X: Repartição dos doentes tratados por terapia médica exclusiva.

Localização de empiema		Número de casos	Percentagem
Empiema hemisférico compressivo	inter- não	3	5,66%
Empiema subdural testa não compressiva		1	1,9%
Empiema subdural da fossa posterior não compressivo		1	1,9%

5.4. Tratamento da porta de entrada :

Na nossa série, 36 dos 53 doentes, ou seja, 6?,92%, beneficiaram cada um de um tratamento terapêutico adaptado ao portal de entrada da sua ESDTC (quadro XT).

Tabela XT: Distribuição dos pacientes de acordo com o manejo terapêutico dos sítios de entrada do empiema

Porta portaNúmero de caixas	
Origem do seio	28
Origem otogénica	4
Origem meníngea	3
Ferida craniocerebral negligenciada	1

5.5. Controlo durante o tratamento :

Todos os doentes foram submetidos a uma monitorização clínica diária (estado de consciência, sinais de HTTC, sinais neurológicos focais, temperatura) e biológica (pelo menos um hemograma bissemanal foi efectuado em 96,24% dos doentes, com ou sem VS e/ou PCR associados). A estabilidade ou melhoria do estado de consciência, a regressão dos sinais de HTTC, a defervescência térmica e a diminuição da contagem de glóbulos brancos, da VS e/ou da PCR foram consideradas como indicadores da eficácia do tratamento efectuado.

- 91,66% dos doentes foram submetidos a uma TAC cerebral de seguimento sem e com injeção de PDC no prazo de 24 a 48 horas após a evacuação do empiema.

• Os indivíduos não operados e os indivíduos estáveis no pós-operatório foram submetidos a uma TAC cerebral de seguimento a cada ? a 10 dias em ?1,?% dos casos.

• Em 96,2% dos casos, a TAC cerebral de seguimento efectuada durante a última semana de hospitalização mostrou: uma redução significativa da espessura da coleção subdural (:S 2mm), uma regressão clara ou mesmo o desaparecimento do edema cerebral oposto, uma redução do contraste periférico e mesmo a ausência de coleção subdural.

6. Complicações :

(Quadro XTT).

Tabela XTT: Distribuição dos doentes de acordo com as complicações

Complicações	Manifestações	Número de casos	Percentagem
Envolvimento do cérebro temporal	Coma Anisocoria homolateral	2	3?,?%
Compromisso sub-falcário	Perturbação do estado de alerta/sinais neurológicos focais (inconsistente)	36	6?,9%
Trombose do seio sagital superior		1	1,9%
Trombose do seio sigmoide esquerdo		1	1,9%
Comitialidade		12	22,6%

7. Evolução e prognóstico :

7.1. Evolução favorável:

Na nossa série, 50 doentes (94,34%) tiveram uma evolução favorável. À data da alta do serviço de neurocirurgia, todos eles eram autónomos e capazes de uma atividade diária normal (G.O.S=5-4), incluindo :

• 46 doentes (86, ?9%) tinham um exame neurológico rigorosamente normal

• 4 doentes (?,55%) apresentavam uma incapacidade ligeira (G.O.S=4), tal como :

✓ Hemiparesia discreta: 2 casos

✓ Monoparesia discreta: 1 caso

✓ Paralisia monocular parcial do TV: 1 caso

7.2. Tendência desfavorável :

Na nossa série, 3 doentes, ou seja, 5,66% dos casos, tiveram uma evolução desfavorável: estes doentes morreram (G.O.S=1). (Tabela XTTT).

Tabela XTTT: Descrição dos doentes com um resultado desfavorável (morte)

Idade	Porta Entrada provável	Sinais Clínica na admissão	TAC cérebro	Ato cirurgia efectuada	Evolução
24 anos de idade	Sinusite	GCS=6/15 Anisocoria esquerda	-Empiema subdural hemisférico esquerdo compressivo -Pansinusite	Trepanação	-Choque sético -colapso cerebral posterior esquerdo -Morte em D2 hospitalização
19 anos de idade	Otológico (história de otite média crónica) +	GCS=4/15 Anisocoria direita	-Empiema subdural parietal temporal direito -Edema cerebral muito grave -Enchimento do ouvido mastoide	Trepanação	-Morte cerebral -perturbações neurovegetativ as -morte no D3 da hospitalização
53 anos de idade	Conhecido	GCS=11/1 5	Empiema subdural frontal direito	Trepanação	-Embolia pulmonar - morte em D9 hospitalização

7.3. Análise estatística dos factores de prognóstico prováveis :

(Quadro XTV)

7.3.1. Idade :

Não houve diferença estatisticamente significativa na progressão de acordo com a idade (p=1).

7.3.2. Género :

Não se registou uma diferença estatisticamente significativa entre os sexos (p=1).

7.3.3. Duração dos sintomas :

Não houve diferença estatisticamente significativa na progressão de acordo com a duração dos sintomas (p=1).

7.3.4. Estado de consciência na admissão (GCS) :

Houve uma relação estatisticamente significativa entre o estado de consciência inicial e o desfecho ($P<0,01$), o que significa que uma GCS>12 na admissão foi significativamente associada a um desfecho favorável, e uma GCS<12 na admissão foi significativamente associada a um desfecho desfavorável.

7.3.5. Sede do empiema :

Não houve diferença estatisticamente significativa no curso da doença, dependendo se ela estava localizada acima ou abaixo do tentório (p=1).

7.3.6. Porta da frente :

Não se registou uma diferença estatisticamente significativa nos resultados, dependendo da existência ou não de uma via de entrada conhecida (p=0,349).

7.3.7. Métodos terapêuticos :

Não houve diferença estatisticamente significativa no resultado de acordo com a técnica cirúrgica utilizada (p=1).

Tabela XTV: Análise estatística univariada (teste exato de Fisher / Odd- Ratio)

Evolução favorável		Evolução desfavorável	P
Idade > 25 anos	23	1	1
Homens	45	3	1
Sintomas< 15 dias	46	3	1
GCS> 12	40	0	<0,01
Trepanação/ Craniectomia	42	3	1
Craniotomia	3	0	1
Sus- tentorial	49	3	1
Porta de entrada desconhecido	?	1	0,394

7.4. Acompanhamento e prognóstico :

Recolhemos dados sobre o seguimento dos doentes, que foi efectuado na consulta de neurocirurgia com um seguimento de 2 anos.

Dos 50 doentes vivos que tiveram alta, 4 perderam-se no seguimento. Todos os outros doentes foram submetidos a uma TAC cerebral de seguimento sem e com injeção de PDC no prazo de um mês após a alta. 91,30% dos doentes tiveram 2 consultas e 2 TAC cerebrais de seguimento sem e com injeção de contraste nos 3 meses seguintes à alta.

- 3 doentes, ou seja, 6%, foram reencaminhados para ORL para tratamento posterior do local de entrada.
- 22 doentes, ou seja, 44%, apresentaram uma normalização completa no controlo de 1er .
- 4 doentes (8%) apresentaram uma melhoria do seu défice motor.
- 2 doentes, ou seja, 4% (sem antecedentes de convulsões) desenvolveram comititude, necessitando de medicação anti-epilética.
- Para os doentes que desenvolveram comititude durante o internamento, o tratamento anti-epilético foi continuado durante pelo menos 1 ano em ?5% deles.
- Não se registou recorrência de empiema subdural em nenhum doente.

DISCUSSÃO

As CTEs são mais raras do que os abcessos cerebrais, representando 25-31% das supurações intracranianas [1]. Os CTEs são o tipo mais comum de CTE (?5% dos casos). Representam uma verdadeira emergência médica e cirúrgica [1, 2, 3].

I- História

As primeiras descrições de ESD foram relatadas no século 18, com De Lapeyronie em 1?09 e Schmuker em 1??6 mencionando casos que agora podem ser reconhecidos como empiema subdural pós-traumático, e Richter em 1??3 descrevendo um provável ESD secundário à sinusite frontal [4,5].O termo DEP foi utilizado por Kubik et al [6] em 1943, em detrimento dos termos menos precisos supuração subdural, abcesso subdural, abcesso intra-dural, abcesso intra-aracnoideu, abcesso intra-meníngeo, paquimeningite interna ou purulenta, meningite circunscrita ou meningite flegmonosa, que têm sido utilizados sucessivamente.

Houve três períodos no tratamento das supurações cranioencefálicas:

► O período anterior aos antibióticos (ATB) (1945): o tratamento destas colecções supurativas era essencialmente cirúrgico, envolvendo punção com drenagem ou excisão. O prognóstico era mau, com uma taxa de mortalidade elevada (mais de 80%) [?]

► O período ATB e antes da TAC (19?5): o tratamento foi médico (antibioterapia) e cirúrgico sem boa precisão topográfica, com uma melhoria do prognóstico vital (a taxa de mortalidade passou de 80% para 30%) [...].

► O período moderno, com a tomografia computorizada, a bacteriologia e os novos ATB: o diagnóstico topográfico tornou-se preciso, com a possibilidade de isolar a maioria dos germes, mas a cultura é por vezes negativa mesmo na ausência de antibioterapia prévia. O tratamento baseia-se atualmente na antibioterapia de largo espetro e/ou na cirurgia, com uma melhoria extremamente significativa do prognóstico [?]

II-Patogénese

Os CTE são colecções pericerebrais que surgem, na grande maioria dos casos, devido a uma infeção do osso facial ou da rocha. Mais raramente, podem também desenvolver-se como resultado de contaminação direta através de uma ferida ou após a evacuação de um hematoma subdural, por exemplo. Esta coleção pode ser extra-dural, num espaço criado por um processo patológico que desprende a dura-máter dos planos profundos da abóbada óssea [8], ou sub-dural, atravessando a dura-máter talvez através de fenómenos de micro-tromboflebite. A tromboflebite, que é uma complicação grave deste tipo de infeção cerebral, pode ser explicada pela abundância de veias neste espaço subdural.

Bacteriologicamente, os empiemas são causados pelas mesmas bactérias que os abcessos, com uma flora polimicrobiana composta principalmente por estreptococos [9].A ESD resulta numa coleção extra-cerebral de supurantes localizada entre a dura-máter e a aracnoide. É raro que o processo infecioso se propague diretamente por contiguidade a partir de uma sinusite ou osteíte, formando gradualmente uma coleção supurada que é inicialmente extra-dural, depois sub-dural e particionada: a infeção das veias submucosas sem válvulas e das cavidades sinusais é transmitida retrogradamente para as veias sub-durais. É neste espaço que a infeção ocorre, embora uma reação meníngea tenda a limitá-la pela formação de depósitos de fibrina que contribuem para a formação de neo-membranas e depois para o encapsulamento [10].

O processo inflamatório pode estender-se rapidamente, de forma bilateral e extensa, às áreas frontal, parietal, occipital e inter-hemisférica, dada a fraca ligação entre a dura-máter e a aracnoide: em 80-90% dos casos, atinge todo o espaço subdural supra-tentorial, especialmente nas áreas frontal e parietal. No entanto, a extensão à base do crânio é mais limitada devido à estreita relação entre o parênquima nervoso e a base do crânio devido à gravidade e à presença de nervos e vasos, pelo que apenas 10% das ESDs são infra-tentoriais[10]. Esta localização pode ser secundária a uma extensão direta após a disseminação de pus de um empiema supra-tentorial, ou indireta por via hematogénea [11].

III- Dados epidemiológicos

1. Frequência

Durante o período do nosso estudo, registámos 53 casos de ESDTC, ou seja, 3,53 casos por ano. Uma frequência semelhante foi encontrada por Kabré et al [12], que registaram 30 casos de ESDTC ao longo de 9 anos, ou seja, 3,3 casos por ano, representando 3,03% das supurações intracranianas na série. Elgamri et al [13] relataram uma frequência mais baixa, com 16 casos de ESDTC ao longo de 9 anos, ou seja, 1,8 casos por ano, representando 25? % das supurações intracranianas na série.

2. Repartição por idade

A idade jovem dos pacientes é encontrada na maioria das séries da literatura, principalmente na segunda e terceira décadas de vida [16,1]. Num estudo realizado em 2003 no Tnde, Yend et al [18] observaram um predomínio de doentes com menos de 20 anos de idade, representando 33 a 50% dos casos. Para além disso, vários autores referiram uma idade média entre 26 e 28 anos, com extremos de idade que variam entre 14 dias e ?2 anos [19]. Este facto deve-se provavelmente à frequência de infecções do ouvido, nariz e garganta (ORL) nesta idade. Na nossa série, a idade média foi de 41,5 anos, com extremos de 15 e 68 anos.

Uma repartição por grupo etário de 10 anos mostrou que a frequência mais elevada se situava no grupo etário dos 15-25 anos. Um pico de frequência semelhante foi registado por Tewari et al [20] entre as idades de 20 e 30 anos (3?%), por Nathoo et al [21] entre as idades de 6 e 20 anos (?1%) e por Boussaad [22] entre as idades de 10 e 30 anos (46% dos casos).

3. Repartição por género

De acordo com a maioria dos estudos, os homens são os mais afectados por CTE, em particular por ESDTC, com um rácio entre os sexos que varia de 2 a 5 [20,21]. Emery et al. registaram um rácio entre os sexos de 1,5 [23], enquanto Kabré et al. registaram um rácio entre os sexos de 4,3 [12]. Esta predominância pode ser explicada por razões socioeconómicas, uma vez que os homens são mais solventes e consultam mais facilmente as unidades de saúde [12]. Na série tunisina de Kooli T et al, o rácio entre os sexos foi de 1,33 [24], enquanto na nossa série houve um claro predomínio do sexo masculino (rácio entre os sexos = 9,6), o que está muito provavelmente relacionado com a preponderância do sexo masculino na população militar estudada.

IV- Dados etiológicos

As etiologias das ESDTC variam em função da idade do paciente: nos bebés e nas crianças, são mais frequentemente uma complicação da meningite, enquanto que nos adolescentes e adultos, as infecções ORL são a principal causa [10, 20, 21].

De facto, a ORL é referida como a principal causa de CCEst pela maioria dos autores [10, 20, 21] e representa até 60-90% das causas de CTE na literatura [25]. Na nossa série, a ORL esteve implicada em ??,36% dos casos e foi a principal etiologia da CTEDS.

1- Causa otorrinolaringológica

a- Sinusite :

A sinusite prolongada ou recorrente é mais suscetível de ser complicada por um empiema, uma vez que as variações inflamatórias na mucosa do seio favorecem a contaminação óssea e a infeção venosa [26]. Nathoo et al [21] e Bannister et al [2?] encontraram, respetivamente, 6?,1% e ?0% de empiemas secundários à extensão de sinusite vizinha. Este também foi o caso de Hilmani et al [28] e Tewari et al [20], que relataram uma etiologia sinusal em 40% e 44,4% dos casos, respetivamente (ver Tabela XV).

Tabela XV: Frequência da origem do seio por série SériePercentagem % Origem do seio por série

BANNISTER [27]	?0
HILMANI [28]	40
NATHOO [21]	6?,1
TEWARI [20]	44,4
A nossa série	60.38

Na nossa série, a sinusite foi encontrada em 60,38% dos casos, com predomínio da sinusite frontal e da pansinusite.

b- Origem otogénica :

O uso generalizado de TBAs para otite média aguda nas últimas décadas levou a uma redução de complicações como otite média crónica e otomastoidite, e provavelmente uma redução no número de casos de CTE que poderiam resultar [8]. Bannister et al [2?] relataram uma causa otogénica de ESDTC em 20% dos casos, enquanto Tewari et al [20] a encontraram em 15,64% dos casos. Para Nathoo et al [21], foi a principal causa de empiema infra-tentorial, representando 91% dos casos [21]. No nosso estudo, a otogénese foi responsável por 16,98% das ESDTCs (Tabela XVT).

Tabela XVT: Frequência da origem otogénica de acordo com a série

SériePercentagem	% origem otogénica
BANNISTER [27]	20
NATHOO [21]	91
TEWARI [20]	15.6
A nossa série	16,98

2- Meningite :

Esta infeção afecta principalmente crianças pequenas e bebés, mas também pode ser observada em adultos com diferentes graus de gravidade [10, 20, 21]. A meningite foi a segunda causa mais comum de empiema na série de Nathoo et al [21]. Esta origem foi responsável por 5,66% das etiologias nos nossos doentes.

3- Infeção por sementeira direta

Esta etiologia é considerada uma causa rara de ESDTC [8]. Foi encontrada em 6,5% dos casos relatados por Tewari et al [20]. No nosso estudo, registou-se um caso de ferida craniocerebral negligenciada (1,9%).

4- Porta de entrada desconhecida :

Nem sempre existe uma via de entrada óbvia para a ESDTC. Nesta situação, a maioria dos autores concorda que uma origem hematogénica deve ser excluída em relação a endocardite infecciosa, cardiopatia com shunt direito-esquerdo ou sépsis, particularmente no contexto de toxicodependência, bem como imunodepressão, particularmente por HTV, embora estas condições sejam mais susceptíveis de serem complicadas por abcessos cerebrais do que por ESDTC [10, 20, 21, 2, etc]. A ecografia cardíaca, as hemoculturas e a serologia para o HTV devem, por conseguinte, ser efectuadas sistematicamente sempre que a via de entrada seja indeterminada. Nathoo et al [21] encontraram 15 pacientes de 699 casos que apresentaram ESDTC sem etiologia conhecida, ou seja, 2% dos casos, assim como Hilmani et al [22]. [28], que registaram apenas um caso em 20 de ESDTC de origem indeterminada, ou seja, 5% dos casos. Na nossa série, não foi possível determinar o portal de entrada em 15,1% dos casos, e a maioria dos nossos doentes foi submetida a ecografia cardíaca, hemoculturas e serologia para HTV, todas elas negativas.

V-Pyogenic ESDIC em adultos imunocompetentes : Dados clínicos

A sintomatologia clínica inicial na ESDTC é frequentemente marcada por sinais da doença primária: sinusite crónica, otite média crónica, meningite, etc. Uma história de cirurgia prévia ou de antibióticos pode ser responsável por um quadro clínico atípico, o que pode atrasar o diagnóstico do empiema e comprometer o prognóstico vital do doente [25,10]. O TCE é mais suscetível de ser acompanhado de febre e cefaleia do que outras formas de TCA, porque o cérebro já não está protegido pela membrana meníngea dura e também devido à possibilidade de trombose das veias, que estão amplamente expostas no espaço subdural. Consequentemente, os ESDTC podem ser descobertos quando ocorrem manifestações neurológicas focais (convulsões, défices focais) no contexto de uma possível tromboflebite cerebral [8].

1- Início e duração dos sintomas

Na maioria dos doentes do nosso estudo, ou seja, 90,5% dos casos, o quadro clínico evoluiu de forma progressiva ou rápida. A brutalidade dos sintomas foi observada em 5 casos (9,4%), em doentes que apresentavam uma comitologia inaugural ou hipertensão intracraniana muito franca (HICT). Um início progressivo também foi encontrado na maioria dos casos relatados na literatura [10,30]. Esta situação pode ser explicada pelo facto de os sintomas clínicos iniciais da ESDTC serem, na maioria das vezes, mascarados por sinais da doença primária: sinusite crónica, otite média crónica, embarrilamento com ferida subjacente, meningite. O início é, portanto, difícil de identificar, uma vez que a dor de cabeça e a febre podem ser explicadas pelo portal de entrada [10]. (Quadro XVTT)

Tabela XVTT: Método de instalação do ESDTC por série Série Rugosa Progressiva

Kabré A [12]	7 (23,3%),	23 (76,7%)
Alto [29]	1(25%)	3(75%)
A nossa série	5 (9,4%)	48 (90,5%)

O tempo necessário para que os sinais apareçam pode variar de algumas horas a alguns dias [10, 21]. Emery et al [23] relatam uma demora entre 2 e 10 dias, Tewari et al [20] entre 8 horas e ? dias e Jones et al [26] entre 3 e 39 dias. Na nossa série, verificou-se o predomínio de sintomas com duração entre 1 e 2 semanas, sendo que 92,45% dos doentes apresentavam sintomas com menos de 15 dias de evolução.

2- Quadro clínico

► Síndrome de hipertensão intracraniana (ICHT) :

A HTTC **está** mais relacionada com a tromboflebite distal ou mesmo com a tromboflebite do seio longitudinal e com o edema cerebral subjacente do que com o próprio empiema, exceto no caso da ESDTC de 2: 3 mm [10, 21]. Esta síndrome está presente em 69 a 100% dos casos [15]. A cefaleia e os vómitos são os sinais mais frequentemente encontrados [12,24]. O nosso estudo encontrou 46 pacientes (86,8%) que apresentaram um ou mais sinais de HTTC. Estes sinais foram encontrados em 55% dos casos relatados por Emery et al [23] e em 40,6% dos casos relatados por Nathoo et al [21]. O papiledema foi mencionado por alguns autores [10,25], mas está presente em apenas 50% dos casos, o que é explicado pelo rápido início da HTTC na maioria dos casos. Na nossa série, 8 doentes (15%) fizeram um exame de fundo de olho, que mostrou papiledema em 3 deles. Esta baixa taxa pode ser explicada pelo facto de o exame de fundo de olho não ter sido realizado de forma sistemática em todos os nossos doentes.

► Febre

A temperatura é frequentemente de 2: 38,5°C mas esta febre é inconstante [10, 20, 21, 23]. A febre maior ou igual a 38°C, frequentemente associada a astenia e anorexia, foi encontrada em 39 doentes, ou seja, ?3,58% dos casos na nossa série. Isto está de acordo com os relatórios de Elgamri et al (??% dos casos) [13] e Nathoo et al (??% dos casos) [21]. Nas séries de Emery et al [23] e Alliez et al [2], a febre era alta, variando entre 39 e 40°C em todos os pacientes.

► Sinais meníngeos

As Tls podem fazer parte do quadro de ESDTC quando esta última complica uma infeção meníngea inicial, podendo por isso ser bastante acentuadas, levando a um diagnóstico errado de meningite isolada. É apenas na presença de sinais focais que se efectua uma tomografia computorizada (TC) cerebral, revelando a presença de ESDTC [13]. Na nossa série, estes sinais (rigidez da nuca, sinal de Kernig, sinal de Brudzinski) estavam presentes em 5,66% dos casos. Estes resultados diferem dos de Elgamri et al [13] e Alliez et al [2], que encontraram sinais meníngeos em 18%, ?% e 3?,5% dos casos, respetivamente, nas suas séries. Isto pode ser explicado pelo facto de o nosso estudo se ter centrado exclusivamente numa população adulta, na qual a meningite é uma etiologia rara da ESDTC.

► **Sinais neurológicos focais**

Os sinais reveladores de disfunção cerebral resultam do aumento da pressão intracraniana devido à acumulação de pus no espaço subdural, mas sobretudo da inflamação cerebral local subjacente, da tromboflebite das veias corticais responsável por enfarte venoso e de lesões do tipo arterite [8]. Estes sinais estão presentes em ?5 a 100% dos doentes, consoante as séries [13,25]. Um défice sensitivo-motor foi referido por Alliez et al [2] em 69% dos casos, por Nathoo et al [21] em 38,5% dos casos e por Loembe et al [15] em 60% dos casos. Na nossa série, representaram 26,4% dos casos. Os autores referem muito frequentemente crises comiciais localizadas ou generalizadas. Emery et al [23] relataram 2 casos de 9 pacientes nos quais foram observadas crises epilépticas, ou seja, 22,2% dos casos. Para Nathoo et al [21], as convulsões localizadas foram encontradas em 29% dos casos e as convulsões generalizadas em 4,2% dos casos. Na nossa série, representaram 22,6% dos casos. As perturbações da expressão são raramente referidas pelos autores [13, 25]. Na série de Nathoo et al [21], apenas 2 doentes em 699 apresentavam estas perturbações, ou seja, 0,3% dos casos, enquanto que na série de Hilmani [28], estavam presentes em 25% dos casos. No nosso estudo, estavam presentes em ?,5% dos doentes.

► **Perda de atenção**

As perturbações da consciência são inconstantes, com uma frequência que varia entre 20 e 59% consoante as séries [21, 23, 28]. As Tls podem manifestar-se como simples obnubilação ou mesmo coma profundo. As Tls representaram 62,5% dos casos na série de Alliez et al [2], 31,2% para Dakar et al [31] e 20% para Hilmani et al [28]. Na nossa série estiveram presentes em ?1,?% dos casos, dominados pela sonolência simples. Isto explica-se pelo facto de os doentes com um exame neurológico normal, incluindo um bom estado de consciência, serem hospitalizados em Tnfectiologia.

► **Formulários clínicos**

A tríade de Bergman (síndroma HTTC + síndroma infecioso + sinais neurológicos focais), presente na nossa série em 21 doentes, ou seja, 39,6% dos casos, é a forma clínica típica da ESDTC. No entanto, as formas Pauci-sintomáticas, que foram as mais frequentes na nossa série (60,4% dos casos), são as mais prevalentes em todas as séries combinadas, manifestando-se por apenas um ou dois elementos da tríade de Bergman [28, 31]. Esta tríade é raramente encontrada na literatura, sendo relatada, por exemplo, em 13% dos casos em Furen et al [32], 25% dos casos em Yuen-hua et al [33] e 34% dos casos em Pao-tsuan et al [34].

V-Dados para-clínicos

1. Dados radiológicos

Uma nova abordagem diagnóstica foi possibilitada pela imagiologia moderna, liderada pela tomografia computorizada (TC) e pela ressonância magnética (RM), em particular a imagem de difusão. Na maioria dos casos, o contexto clínico leva à realização de uma TAC cerebral de urgência com injeção intravenosa de meio de contraste, o que é suficiente para fazer o diagnóstico de ESDTC [20, 21, 35].

► Tomografia cerebral

A TC cerebral revela uma lesão muito caraterística que consiste numa coleção subdural extra-axial hipodensa com contraste periférico, que pode estar associada a edema vasogénico peri-lesional (Figura 5, 6). No entanto, pode ser extremamente difícil distinguir um hematoma subdural crónico na ausência de qualquer contexto infecioso [30, 31]. Permite ainda determinar a localização, o número e o tipo de supurações e avaliar o impacto no parênquima cerebral circundante [8]. No nosso estudo, esta lesão caraterística foi encontrada em 98,11% dos casos e o edema cerebral vasogénico foi associado à ESDTC em 15,1% dos casos. Na série de Coulibaly et al [36], esta lesão caraterística foi encontrada em 81,48% dos doentes e o edema cerebral foi associado à ESDTC em 44,4% dos casos. Da mesma forma, na série de Kabré et al [12], a TC cerebral mostrou uma imagem típica em 2? casos (90%).

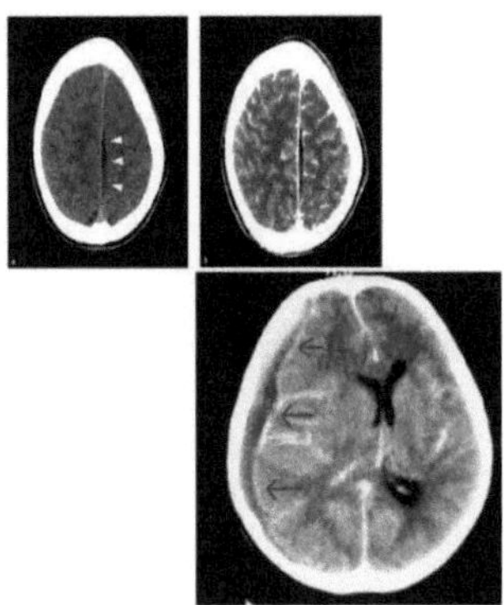

Figura 5: Tomografia computorizada de ESDIC (localização inter-hemisférica esquerda) a: SPC; b: APC

Figura 6: ESDTC do hemisfério direito (TC cérebro-APC)

O CECD é na maioria das vezes uma lesão única, mas localizações múltiplas e bilaterais não são incomuns [21] (Figura 6, ?). Em nosso estudo, a lesão era única em 94,3% dos casos, múltipla em 5,5% dos casos e de espessura variável, variando de aproximadamente 1mm a 08mm (Tabela XVTTT). Estes resultados são comparáveis aos relatados por Zimmerman et al, que encontraram uma lesão única em 90% dos casos [38] e Coulibaly et al [36], que encontraram uma lesão única em 80% dos casos e múltipla em 20% dos casos [36]. A lesão também era única em ?0% dos casos relatados por Hilmani [28] e a localização múltipla foi observada no estudo de Fuerman et al [39] e no de Nathoo et al [21] em 33,3% e 15% dos casos, respetivamente.

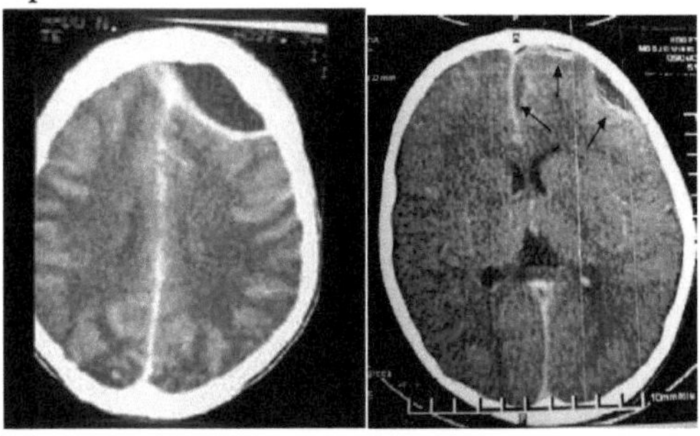

Figura 7: ESD frontal

Figura 8: ESD múltipla

(CT-APC cerebral) (CT-APC cerebral) (CT-APC cerebral) (CT-APC cerebral) (CT-APC cerebral) APC)

Tabela XVIII: Número de ESDICs por série SérieLesão únicaLesões múltiplas

Zimmerman [38]	90%	10%
Coulibaly [36]	80%	20%
Hilmani [28]	?0%	30%
Fuerman [39]	66,?%	33.3%
Nathoo [21]	85%	15%
A nossa série	94.3%	5.?%

Os autores relatam que não há relação entre o portal de entrada e o local do CTE [36], embora Jones et al [26] tenham relatado que a localização mais comum do CTEDS secundário à rinossinusite foi na região frontal. O CEDT é mais frequentemente encontrado na região convexa, especialmente na região frontal em 80% dos casos e na região inter-hemisférica em 12% dos casos [18, 40]. Na nossa série, a localização preferencial foi a supratentorial (98% dos casos) e a fossa cerebral posterior (Figura 8) esteve envolvida em apenas 1 caso (1,9%). A localização mais frequente foi a frontal (35,85% dos casos) e as colecções hemisféricas (Figura 9, 10) representaram 20,5% dos casos. Estes resultados são comparáveis aos de BOK et al [41] que relataram localização convexa em 68,8% dos casos, sendo 34% dos casos encontrados na região fronto-parietal e 3% dos casos na região inter-hemisférica (Tabela XTX).

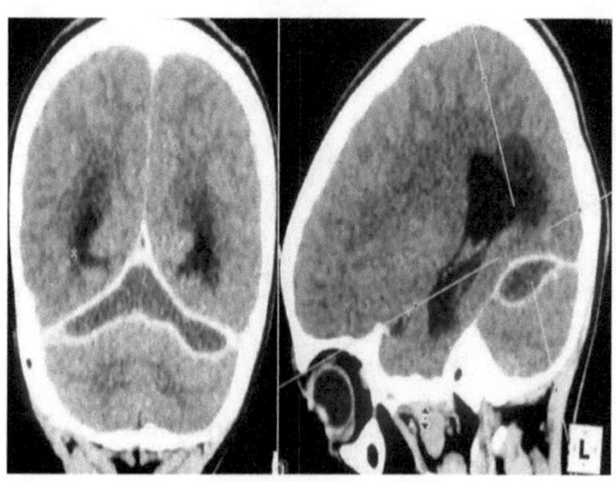

Figura 9: ESDTC da fossa cerebral posterior (TC cérebro-APC)

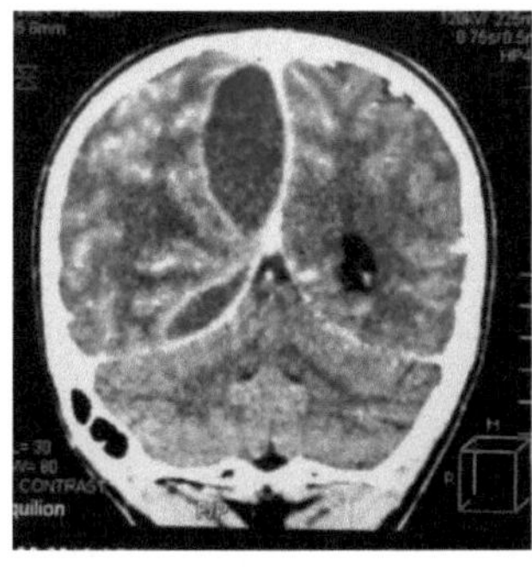

Figura 10: ESDTC inter-hemisférica (TAC cérebro-APC)

Da mesma forma, Nathoo et al [21] referiram que 51,8% das ESDTCs na sua série estavam localizadas na convexidade, 20,9% dos casos na inter-hemisfera, com uma combinação destas duas localizações em 2,5% dos casos, e a localização subtentorial foi observada em apenas 2,6% dos casos. Da mesma forma, segundo Ouiminga et al, a localização preferencial foi supra-tentorial em 89% dos casos, sendo 35% frontal, 24% parietal e 10% inter-hemisférica. Apenas um caso foi localizado na fossa cerebral posterior.

Tabela XIX: Localizações do ESDIC por série

Série	Número **de casos**	**Convexidade**	**FCP**	**inter-hemisférica**
BOK [41]	90	62 (68,8%)	34 (37%)	4 (4,4%)
Nathoo [21]	699	362 (51,8%)	146 (20,9)	18 (2,6%)
HILMAN I [28]	20	12(60%)	3(15%)	2(10%)
A nossa série	53	19 (35,85%)	4 (7,55%)	1 (1,9%)

A TC cerebral também pode ser utilizada para diagnosticar lesões associadas (abcessos intra-parenquimatosos, empiema extra-dural), complicações (trombose sinusal, envolvimento cerebral) e para suspeitar de um possível portal de entrada (sinusite, meningite, osteíte) [40]. No nosso estudo, foi encontrado um abcesso associado num doente, e foi observado preenchimento sinusal indicando sinusite ou pansinusite em 32 doentes. O envolvimento subfalcoral foi encontrado em 36 pacientes.

► **Ressonância magnética cerebral (MRI) com sequências de difusão**

A TRM é um meio de diagnóstico que complementa perfeitamente a TC em termos de infecções cerebrais, e o advento das sequências de difusão em particular, e em menor grau da espetroscopia e das sequências de perfusão, permitiu ao radiologista participar plenamente no diagnóstico positivo da infeção, particularmente no caso das ESDTC com germes piogénicos, permitindo assim eliminar lesões cujo comportamento escanográfico ou mesmo para-magnético lhes poderia ser semelhante, dissociar colecções extra e sub-durais e, sobretudo, detetar pequenas lesões [42, 43].

Tem sido referida por vários autores como o exame de eleição para o diagnóstico e monitorização das ESDTCs, especialmente as localizadas na fossa temporal, base subtemporal e sub-frontal, e na FPC [20, 21, 23, 44]. Isto porque os artefactos ósseos, particularmente problemáticos em TC, estão ausentes, a delimitação dos diferentes elementos (osso, LCR, parênquima) é mais precisa, o realce pelo contraste permite uma melhor localização, e a contribuição das sequências de difusão e, em menor grau, da espetroscopia permite também uma melhor caraterização da natureza do derrame (sangue, derrame estéril ou pus) [45]. Da mesma forma, a MRT permite evidenciar melhor o edema cerebral e as lesões isquémicas, e a angio-MRT é também eficaz na deteção de trombose sinusal associada [45].

Por exemplo, os ESDTC piogénicos podem ser difíceis de detetar em TC devido à sua proximidade com a abóbada óssea, especialmente se a coleção for pequena. No entanto, o seu comportamento em RM é semelhante ao dos abcessos cerebrais piogénicos: coleção subdural francamente hipointensa em T1, hiperintensa em T2 e em FLATR, associada ou não a hipersinal FLATR digitiforme intraparenquimatoso correspondente a edema cerebral, com realce periférico da coleção à injeção de gadolínio correspondente à concha (Figura 10). Na imagem de difusão, estas colecções são hiperintensas com redução do coeficiente de difusão aparente (ADC) no mapa ADC, o que permite distinguir, na quase totalidade dos casos, uma ESDTC de um hematoma subdural crónico ou de um higroma do LCR [42, 44] (Figura 11).

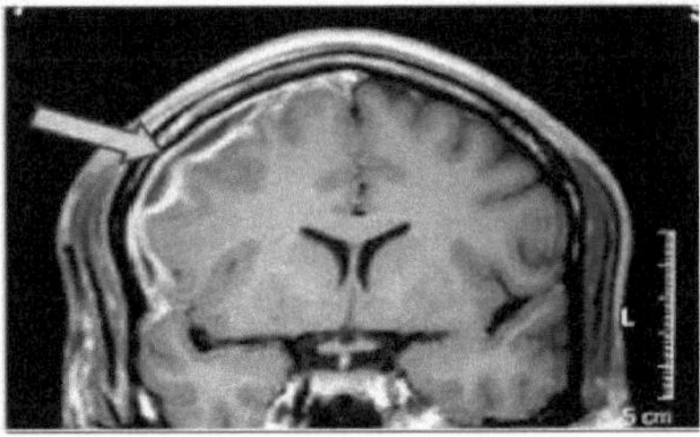

Figura 11: ESDTC fronto-temporal direita em MRT morfológico (T1 Gado)

DWI ADC

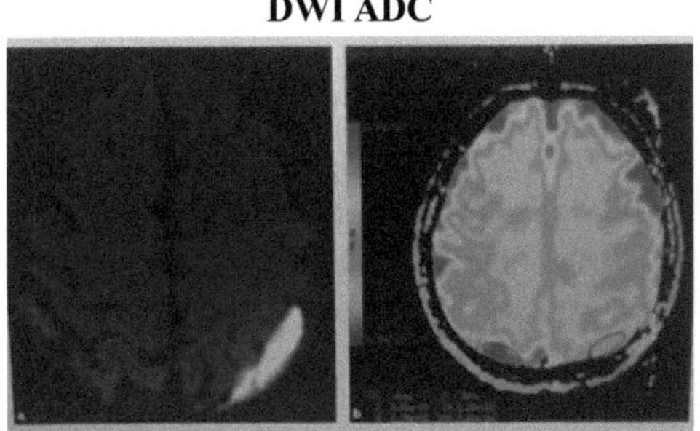

Figura 12: Aspeto da ESDTC no MRT de difusão

A espetroscopia também pode mostrar a presença de um pico de aminoácidos centrado em 0,9 ppm na coleção subdural, confirmando a natureza purulenta da coleção subdural, mas a sua ausência não exclui o diagnóstico. A presença de picos associados de succinato, acetato e lactato seria também altamente sugestiva, mas não específica [44]. A RM de perfusão não tem lugar no diagnóstico de ESDTC [44]. A RM cerebral foi efectuada em apenas um doente da nossa série (1,9% dos casos). Nenhum dos doentes foi submetido a espetroscopia ou sequências de perfusão.

2. Dados biológicos

A síndrome inflamatória biológica, com elevação da VS e da PCR, é frequentemente encontrada na ESDTC piogénica, mas é inconsistente. Da mesma forma, a hiperleucocitose com predomínio de neutrófilos, embora frequente, pode também estar ausente, particularmente em casos de antibioterapia prévia [44,45]. Uma hiperleucocitose predominantemente neutrofílica esteve presente em 60 a ?4,1% dos doentes na série de Yuen-hua et al [33], na série de Furen et al [32] e na série de Coulibaly et al [36]. A hiperleucocitose estava presente em 58,5% dos nossos doentes com uma velocidade de sedimentação acelerada em 41,5 dos casos. A PCR, efectuada em 3? doentes, estava elevada em 51,35% dos casos.

3. Dados bacteriológicos

O estudo bacteriológico de amostras de pus subdural depende das condições em que o pus é colhido no bloco operatório, do curto período de tempo necessário para a cultura no laboratório e da utilização de múltiplos meios de cultura. As condições óptimas para isolar o germe requerem, portanto, uma colaboração estreita entre o neurocirurgião, o técnico de laboratório e o bacteriologista [20, 21, 40, 46]. Quando todas as etapas, desde a colheita do pus no bloco operatório até à cultura nos diferentes meios de cultura no laboratório, são realizadas de forma cuidadosa e meticulosa, a probabilidade de isolar o germe causador aproxima-se dos 100% em algumas séries [46,4?]. De um ponto de vista prático, é suficiente inocular os frascos de hemocultura e manter o resto do pus num frasco esterilizado à temperatura ambiente para que possa ser inoculado o mais rapidamente possível no laboratório em meios especializados, quando o empiema for evacuado. A este respeito, é essencial que os cirurgiões sejam treinados para recolher amostras bacteriológicas em boas condições [46, 4...].

Nos primeiros estudos, o germe mais frequentemente encontrado era o Staphylococcus aureus. Atualmente, mais de 50% dos casos são pus estéril e alguns são polimicrobianos. Os germes mais frequentemente registados atualmente são os estreptococos, os estafilococos, os germes anaeróbios e os bacilos Gram(-) [4?]. O estudo bacteriológico do pus do empiema foi efectuado nos 48 casos operados no nosso serviço. O agente patogénico foi encontrado em apenas 3 casos, ou seja, 6,25% das amostras colhidas. Os germes encontrados na nossa série foram :

• Streptococcus milleri (aeróbio, cocos gram-positivos, origem sinusal): 1 caso

• Streptococcus sp (aeróbico, cocos gram+, origem desconhecida): 1 caso

• Brevibacterium spp (bacilo aeróbico, gram-positivo, origem otogénica): 1 caso

A amostra era estéril em 45 casos, ou seja, 93,5% das amostras colhidas.

Para Kabré et al [12] e Coulibaly et al [36], o estudo bacteriológico da amostra de pus foi estéril em quase 90% dos casos. Para Tewari et al [20] e Leys et al [10], a cultura também foi negativa em ?0% e 50% dos casos, respetivamente.

No entanto, para Jones et al [26], o germe foi encontrado em quase 90% dos casos. Os germes referidos por estes autores eram essencialmente Streptococcus e Staphylococcus [10, 12, 20, 26, 36].

Existe, portanto, uma variabilidade considerável nos resultados da cultura do pus do empiema entre as diferentes séries descritas na literatura, o que se deve quer a uma má técnica nos métodos de recolha, transporte ou cultura do pus, quer à introdução prévia de terapêutica antibiótica no pré-operatório.

Além disso, a concordância entre o germe isolado do portal de entrada e o isolado do pus do empiema nem sempre é constante [20]. Kaufman et al [48] observaram discordância em ?5% dos casos, enquanto Hilmani [28] et al relataram concordância em 100% dos casos. Na nossa série, a cultura do pus auricular foi efectuada em 8 doentes, tendo sido sempre estéril.

Por último, é de salientar que a punção lombar está contra-indicada na presença de sinais de hipertensão intracraniana ou de sinais neurológicos focais, mesmo na presença de sinais meníngeos em primeiro plano, se a neuroimagem cerebral de urgência não tiver excluído uma grande lesão expansiva intracraniana intra ou extra-axial [120]. Quando é realizada, mostra frequentemente uma reação celular sem germes [49]. Kaufmann et al [48] relataram mesmo 4 casos com sinais de envolvimento cerebral nas 6 horas seguintes à punção lombar. Realizada em 3 doentes da nossa série (antes de serem encaminhados para nós), mostrou LCR purulento sem germes no exame direto ou na cultura nos 3 casos.

VI- Métodos terapêuticos

As ESDTCs são lesões potencialmente graves que requerem tratamento urgente [20,21]. O tratamento convencional sempre envolveu a evacuação cirúrgica urgente combinada com antibioticoterapia, mas a escolha da técnica cirúrgica (evacuação por orifício ou craniotomia) foi até recentemente objeto de controvérsia [41]. Além disso, a experiência de tratamento médico exclusivo para pequenos abcessos cerebrais (:S 3 cm) e o advento de novas gerações de TBAs tornaram possível prever o tratamento médico exclusivo para ESDTC piogénicos sem repercussões neurológicas significativas, com base nos resultados de amostras bacteriológicas e combinado com o tratamento do local de entrada, por um período de até 3 meses em certos casos extremos [20, 21, 41, 44]. No entanto, a cirurgia deve ser efectuada se houver sinais de HTTC, sinais neurológicos focais ou se a ESDTC aumentar de volume sob tratamento [50]. Após a evacuação da coleção, a drenagem durante alguns dias tem sido frequentemente recomendada pelos autores [51]. Na nossa série, o tratamento médico exclusivo foi instituído em 9,4% dos casos e o tratamento médico-cirúrgico foi efectuado em 90,6% dos casos, com uma combinação de tratamento médico / trepanação em 84,94% dos casos e tratamento médico / craniotomia em 5,66% dos casos. (5,66%).

1. Tratamento médico

Uma vez confirmado o diagnóstico, deve ser iniciado um tratamento médico: este baseia-se numa antibioterapia de largo espetro, com ou sem agentes antiedematosos e, por vezes, anticonvulsivos.

► Terapia antibiótica

A antibioterapia de largo espetro deve ser iniciada o mais rapidamente possível, por via parentérica, imediatamente após a recolha de amostras bacteriológicas (pus, hemoculturas, zaragatoas auriculares), das quais dependerá posteriormente a escolha das diferentes moléculas. Deve basear-se numa combinação de antibióticos bactericidas capazes de atravessar as barreiras hemato-encefálica e meníngea [44]. Se o germe causador for isolado e estiver disponível um teste de suscetibilidade aos antibióticos, a terapia antibiótica deve ser adaptada de acordo com as diferentes sensibilidades antibióticas [20, 21, 44]. Se as culturas forem negativas, deve manter-se uma terapêutica antibiótica de largo espetro, para cobrir os vários germes possíveis, dependendo da via de entrada provável, e para atuar tanto nos germes aeróbios como nos anaeróbios, dada a frequência da sua concomitância [20, 21, 44, 51].

Por conseguinte, recomenda-se atualmente a combinação de pelo menos uma cefalosporina de 3ème geração com um nitroimidazol [51]. A combinação de cefotaxima (Claforan®) + metronidazol (Flagyl®) parece ser a mais frequentemente utilizada na literatura, devido à sua disponibilidade, custo e, acima de tudo, eficácia, particularmente nos casos de etiologia otorrinolaringológica de ESDTC [51]. A fosfomicina (Fosfocine®), a vancomicina (Vancocine®) ou a rifampicina (Rifadine®) podem ser adicionadas se houver suspeita de Staphylococcus, assim como a ciprofloxacina (Cipro500®) se houver suspeita de Pseudomonas [51] (Tabela XX). Também não existe consenso sobre a duração total da antibioterapia [51]. No entanto, a maioria dos autores concorda que a duração mínima da antibioterapia intravenosa é de 4 semanas no caso de tratamento médico-cirúrgico e de 6 semanas no caso de tratamento médico exclusivo [51]. Também não houve consenso sobre o retratamento oral [51].

Quadro XX: Combinações de TBA recomendadas para a DSE piogénica

origem do seio	Origem otogénica	Origem desconhecida	Origem pós-traumático
Cefotaxima 12glj+	Cefotaxima 12glj +	Cefotaxima 12glj +	Cefotaxima 12glj +
Metronidazol 1, glj	Metronidazol 1, glj +l-	Metronidazol 1, glj	Metronidazol 1, glj +
	Ciprofloxacina 1,2glj	+l- Fosfomicina 12glj ou Vancomicina 2glj	Fosomicina 12glj ou Vancomicina 2glj
	(porque Pseudomonas é possível)	(porque o Staphylococcus é possível)	(porque o Staphylococcus é comum)

A combinação de cefotaxima, fosfomicina e metronidazol foi a mais frequentemente utilizada na nossa série (69,8%). A duração média do tratamento parentérico foi de 34,5 dias, com um mínimo de 22 dias e um máximo de 4 dias e meio. É de salientar que 6 doentes da nossa série beneficiaram de retratamento oral: ciprofloxacina em 4 casos e rifampicina + ciprofloxacina em 2 casos. Todos os outros autores utilizaram igualmente uma combinação probabilística de TBAs parenterais de largo espetro durante um período de 4 a 8 semanas, adaptando-se depois aos resultados do antibiograma em caso de amostra bacteriológica positiva [20, 21, 2?, 40, 41, 44, 51, 52].

► Outros tratamentos

O edema cerebral que pode acompanhar a ESDTC pode dar origem a uma síndrome HTTC, pelo que deve ser instituído tratamento anti-edematoso quando existem sinais clínicos e/ou radiológicos evidentes de HTTC, sobretudo na fase aguda [53]. Por outro lado, as convulsões são frequentes nas localizações supra-tentoriais de ESDTC, dado os enfartes venosos associados, daí a recomendação de alguns autores de instituir sistematicamente tratamento profilático anti-coma em todos os doentes com empiema supra-tentorial, que deve ser mantido durante 18 a 24 meses, com um mínimo de 6 meses [53]. A nossa série incluiu ? doentes que apresentaram edema cerebral, ou seja, 13,21% dos casos, o que levou à administração de dexametasona na dose de 8 a 12 mg/d, por um período de 3 a 8 dias. Relativamente à comitibilidade, 12 doentes (22,6%) tinham sofrido uma crise convulsiva, tendo todos sido tratados com anticonvulsivantes.

2. Tratamento cirúrgico

A cirurgia é necessária se o volume do empiema mostrar sinais de HTTC ou se aumentar de tamanho durante o tratamento. Não existe uma correlação real entre a espessura inicial da ESDTC e a decisão cirúrgica, mas a maioria dos autores concorda que a evacuação é necessária no caso de uma ESD hemisférica mais espessa do que 3 mm, especialmente porque o efeito de massa nas estruturas mediais é significativo e o indivíduo é jovem [20, 21, 40, 41, 44, 51]. A Tl pode ser limitada a 1, 2 ou mesmo 3 orifícios de trepanação, que podem ser ampliados conforme desejado por meio de uma craniectomia com durotomias opostas à coleção subdural, ou exigir um grande retalho de craniotomia com durotomia, permitindo a evacuação completa do empiema e a excisão ampla da parede externa da sua concha [41, 44]. O momento da operação é tão importante quanto a técnica cirúrgica, e a rapidez com que o diagnóstico é feito e o tratamento cirúrgico iniciado, bem como o tratamento eficaz do portal de entrada, são geralmente muito mais importantes do que a escolha da técnica cirúrgica [20, 21, 44]. Segundo a maioria dos autores, apenas o empiema subdural subtentorial, que tem um curso muito grave, deve ser tratado por craniectomia ampla ou craniotomia [20, 21, 23, 44], embora alguns raros autores prefiram a trepanação [54]. A drenagem subdural ou subcutânea pós-operatória é opcional e depende essencialmente dos hábitos de cada equipa [20, 21, 52, 54, 55]. Na nossa série, 90,6% dos doentes receberam tratamento cirúrgico combinado com ATB. Praticamente a mesma percentagem foi relatada por Coulibaly et al [36] (85,18%), Elgamri et al [13] (81%), Kooli et al [24] e outros. (95%), Nathoo et al (96%) e Tewari et al [20] (9?%).

► Trepanação

Desde o fim do século XIX, abundam os trabalhos consagrados às trepanações cranianas neolíticas. Na origem, as descobertas feitas pelo Dr. Prunières nas Grandes Causas de Gévaudan, em 1800, revelaram as primeiras trepanações identificadas como tal, algumas das quais datam do V milénio a.C. [56]. Orifício de trefina simples, ampliado por uma craniectomia ou lavador de trefina, esta técnica tem sido utilizada pela maioria dos autores. Consiste em evacuar o pus da ESD através de um orifício simples ou de uma pequena anilha óssea, após a realização de uma pequena durotomia para aceder ao espaço subdural. Há mesmo quem prefira efetuar 2 ou 3 orifícios, embora não tenha sido demonstrada superioridade em vários estudos [21, 41, 54]. A cavidade é então lavada com soro fisiológico morno e a drenagem subdural ou subcutânea por 48 horas é inserida como uma opção [5?] (Figura 12).

A b

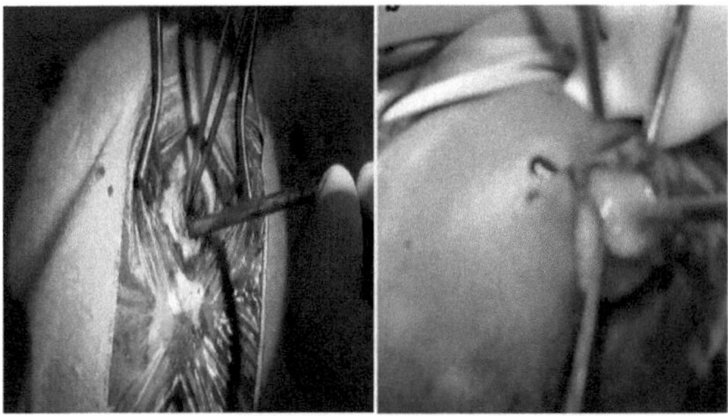

Figura 13: Remoção de ESD por trepanação; a: perfuração do orifício ósseo / b: evacuação de pus após durotomia

No entanto, a craniectomia ampla está mais indicada como tratamento de 1ª linha para a evacuação de CCEs da fossa cerebral posterior, dadas as caraterísticas anatómicas e a pequena dimensão desta área, bem como a frequência de edema cerebelar frequentemente associado ao risco de envolvimento amigdalino [20, 41, 44, 48, 54, 58], mas a trepanação continua a ser possível mesmo nesta localização [54]. No entanto, para alguns autores, esta técnica oferece uma exposição insuficiente do espaço subdural, que pode até estar mal centrado em relação à coleção em caso de mau posicionamento do cirurgião, com dificuldade de evacuação em caso de pus espesso ou de uma concha espessa ou multiparticionada, o que pode levar a uma evacuação insuficiente da ESDTC e ser uma fonte de recorrência [21]. No entanto, nenhum estudo até à data demonstrou que a craniotomia é superior à trepanação para a evacuação de ESDTC, ou que a trepanação está associada a uma maior taxa de recorrência ou morbilidade em geral [20, 41, 44, 48, 54, 58]. Esta técnica foi utilizada em ?8% dos casos por Bok et al [41], 89% dos casos por Tewari et al [20], 8?,8% dos casos por Coulibaly et al [36] e ?9% dos casos por Ouiminga et al [40]. Na nossa série, 36 doentes (6?,92%) foram submetidos a trepanação com 2 orifícios, 3 doentes foram submetidos a trepanação com um único orifício e 6 doentes foram submetidos a craniectomia para alargar o(s) orifício(s), num total de 84,94% de cirurgia de trepanação/craniectomia.

► Craniotomia

Consiste em criar um retalho ósseo oposto à coleção para ter acesso direto à coleção através de uma durotomia ampla, para poder excisar a parede externa da concha e evacuar o pus, para além de uma lavagem abundante com soro fisiológico morno, e depois substituir o retalho ósseo por uma drenagem subdural ou subcutânea opcional [21, 5?]. Para alguns autores, como Nathoo et al [21] e Bannister et al [2?], esta continua a ser a técnica cirúrgica de eleição para a evacuação de ESDTC, embora até à data não haja provas de que seja superior à trepanação, especialmente porque requer uma incisão cutânea muito maior, com um maior risco de espoliação sanguínea intra-operatória e hematomas subdurais ou extra-durais agudos pós-operatórios. [20, 41, 44, 48, 54, 58].

A b

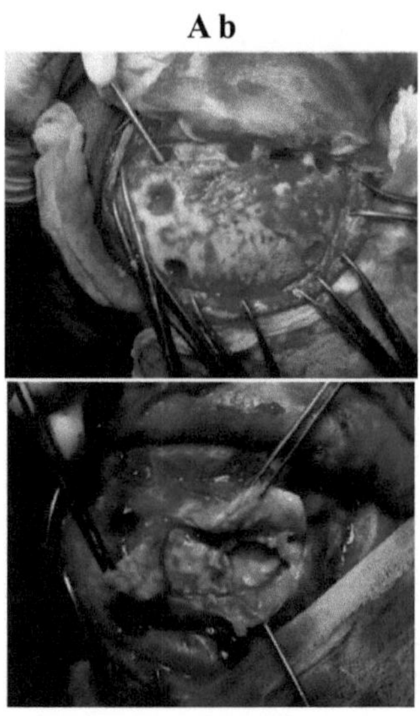

Figura 14: Evacuação da ESDTC por craniotomia; a: Realização da craniotomia; b: Durotomia ampla com excisão da parede externa da concha e evacuação do pus.

Na nossa série, 3 doentes (5,66%) foram submetidos a craniotomia para evacuar o empiema: esta foi necessária em 2ème 2 doentes após a evacuação inicial por trepanação, e foi a primeira escolha em apenas um doente quando o pus extremamente denso não podia ser evacuado através dos orifícios da trepanação.

► Tratamento da porta de entrada :

O tratamento do local de entrada é essencial para evitar recaídas e minimizar as recidivas [54, 55]. Pode tratar-se de um tratamento médico ou, mais frequentemente, de um tratamento médico-cirúrgico que combine um procedimento suplementar, como a drenagem de um seio patológico ou a evisceração petro-mastóidea, efectuada ao mesmo tempo que a evacuação do

ESD ou posteriormente [20, 44, 55]. Na nossa série, 36 pacientes em 53, ou seja, 6?,92% dos casos, puderam beneficiar de um tratamento curativo da porta de entrada, o que foi ORL na grande maioria dos casos, em conformidade com a maioria dos autores, cujas taxas de tratamento da porta de entrada nos seus pacientes variaram de 61 a ??% de acordo com as diferentes séries estudadas [20, 21, 41, 44, 48, 54, 58].

► Controlo durante o tratamento

O tratamento médico ou médico-cirúrgico da ESDTC piogénica é inconcebível sem uma monitorização rigorosa ao longo do internamento, de forma a avaliar a eficácia e adequar as decisões terapêuticas subsequentes (mudança de TBA, repetição da cirurgia), e a detetar possíveis efeitos adversos do tratamento ou a ocorrência de complicações, especialmente no caso de tratamento médico exclusivo [13, 20, 21, 44]. A monitorização deve ser clínica (regressão dos sinais de HTTC, melhoria dos sinais neurológicos focais, defervescência térmica) e biológica (diminuição da VS e da PCR, normalização da contagem de leucócitos e ausência de repercussões hematopoiéticas dos BAT no hemograma ou de repercussões iónicas no ionograma sanguíneo, ausência de repercussões dos ATB sobre a função renal) e neurorradiológicos (diminuição do tamanho do ESD, regressão do edema cerebral, diminuição do efeito de massa sobre as estruturas mediais, desobstrução das cavidades sinusais ou oto-mastoideas). Por este motivo, é indispensável um exame clínico diário combinado com um controlo biológico quinzenal e uma TAC cerebral sem e com injeção de contraste iodado, efectuada nas 24 a 48 horas após a operação e, posteriormente, de duas em duas semanas. ? a 10 dias até ao final do tratamento (ou em caso de urgência, em caso de deterioração mínima do estado neurológico) parece constituir um regime mais do que satisfatório. acompanhamento satisfatório do tratamento [13, 20, 21, 33, 34, 36, 41, 44, 51, 52, 58, 59].

VII- Complicações

► Envolvimento do cérebro :

Não sendo específico da ESDTC, o envolvimento cerebral pode complicar qualquer volume neoventricular intracraniano [44]. O envolvimento subfalcário é o mais comum, mas nem sempre se manifesta clinicamente, e as manifestações clínicas carecem de especificidade, embora sejam indicativas de aumento da pressão intracraniana. O envolvimento temporal manifesta-se habitualmente por anisocoria homolateral associada a hemiparésia, ou mesmo heminecerebração contralateral, mas a simples presença de assimetria pupilar é suficiente para sugerir o diagnóstico. O envolvimento cerebelar manifesta-se classicamente pelo aparecimento de rigidez cervical franca, evoluindo para crises generalizadas hipertónicas ou mesmo opistotónicas, associadas a perturbações neurovegetativas, nomeadamente respiratórias, pelo que o aparecimento do mais pequeno destes sinais num doente com ESD da fossa cerebral posterior deve fazer temer a ocorrência desta complicação [44]. Naturalmente, se houver envolvimento cerebral, a ESDTC deve ser evacuada imediatamente [21, 40, 44]. No nosso estudo, encontrámos principalmente envolvimento radiológico subfalcial (6?,9% dos casos), mas também dois casos de envolvimento temporal (3?,?% dos casos).

► **Trombose venosa cerebral :**

Trata-se de uma complicação rara, que afecta mais os seios venosos durais do que as veias corticais cerebrais, e que envolve principalmente o seio sagital superior nos casos de ESDTC supratentorial e os seios sigmoide e transverso nos casos de ESDTC subtentorial (geralmente relacionados com mastoidite) [44, 54, 55]. Pode ser assintomática e as suas manifestações clínicas são inespecíficas, consistindo num aumento progressivo dos sinais de hipertensão intracraniana, que pode levar ao coma. O diagnóstico é confirmado por TAC, mas sobretudo por RMN cerebral, que evidencia um gap intra-luminal num seio dural (sinal do delta vazio) e uma ausência de opacificação a jusante da trombose, nomeadamente no flebograma cerebral, podendo associar-se a turgência cerebral e/ou turgência cerebelosa nos casos mais avançados [55]. O tratamento baseia-se em doses curativas de heparinoterapia, associadas a antibioterapia e tratamento do possível portal de entrada oto-mastoideu, mas a evolução permanece incerta [55]. Na nossa série, dois pacientes apresentaram trombose venosa sinusal (3,8%), sendo um caso de trombose do seio sagital superior e um caso de trombose do seio sigmoide esquerdo.

► **Comitologia:**

Embora faça frequentemente parte do quadro clínico inaugural da ESDTC (já descrito nos sinais clínicos), representa no entanto uma complicação devida à irritação cortical [21,44]. O tratamento das crises convulsivas baseia-se na administração intravenosa direta de benzodiazepinas (nomeadamente Clonazepam: Rivotril®), mas o tratamento da comicidade associada às ESDTC baseia-se sobretudo no tratamento profilático anti-comicidade, que deve ser implementado sistematicamente em caso de crises convulsivas, ou mesmo em caso de localização supratentorial, segundo alguns autores [21, 44, 4?], dado o elevado risco de convulsões secundárias (25 a 50% dos casos) [21, 44, 4?]. Na nossa série, a comitologia foi encontrada em 22,6% dos casos.

VIII- Evolução e prognóstico

► Evolução :

O resultado é ainda mais favorável, com recuperação neurológica máxima ou mesmo completa, quando o tratamento da ESDTC piogénica é rapidamente implementado e bacteriologicamente adequado [44, 60, 61]. Tewari et al [20] relataram um desfecho favorável em ??,8% dos casos, assim como 82% dos casos da série de Nathoo et al [21], 85% dos casos da série de Coulibaly et al [36], 86% dos casos da série de Bok et al [41] e 62,5% dos casos da série de Emery et al [23]. Na nossa série, 50 pacientes (94,34%) tiveram um desfecho favorável. À saída do serviço de neurocirurgia, todos eram independentes e capazes de realizar as suas actividades diárias normais. No entanto, a mortalidade associada à ESDTC, mesmo com um tratamento bem conduzido, continua a ser significativa de acordo com as diferentes séries, variando entre 4,4 e 12,2% dos casos, o que atesta a potencial gravidade desta patologia, apesar dos progressos registados na neurorradiologia e na antibioterapia de largo espetro [20, 21, 24, 2?, 41, 44, 4?, 62] . Na nossa série, 3 doentes (5,66%) faleceram, incluindo um caso de choque sético no 2º dia de pós-operatório, um caso de morte cerebral com perturbações neurovegetativas no 3º dia de pós-operatório e um caso de embolia pulmonar maciça no 9º dia de pós-operatório.

► Factores de prognóstico ligados à progressão :

Muitos factores de prognóstico variam de uma série para outra, o que se deve muito provavelmente às particularidades dos diferentes grupos de doentes estudados em cada caso.

Para Nathoo et al [21], por exemplo, a evacuação da ESDTC por meio de uma craniotomia, bem como a localização supratentorial da ESD, foram significativamente associadas a um resultado favorável, ao contrário de Bok et al [22]. [41], em que esta última estava significativamente relacionada com a evacuação da ESDTC por trepanação simples. Quanto a Tewari et al [20] e Hlavin et al [62], nenhum dos factores acima referidos foi importante para o prognóstico, mas foi referido que a duração dos sintomas estava significativamente relacionada de forma inversa com um resultado favorável. No entanto, o único fator de prognóstico significativamente associado ao resultado encontrado na maioria das séries estudadas [13, 20, 21, 24, 2?, 36, 40, 41, 44, 4?, 62] foi o estado de consciência na admissão, avaliado objetivamente pela pontuação de Glasgow (GCS). Um estado de consciência normal ou ligeiramente alterado na admissão (GCS 2: 12/15) foi significativamente associado a um resultado favorável, enquanto um estado de consciência alterado na admissão (GCS < 12/15) foi significativamente associado a um resultado desfavorável, e indicaria geralmente formas complicadas de ESDTC.Na nossa série, a idade, o sexo, a duração dos sintomas, o local da PDS, a via de início e as modalidades de tratamento não mostraram qualquer relação com o resultado do doente. O único fator de prognóstico estatisticamente significativo identificado foi o estado de consciência inicial ($p < 0,01$), em consonância com os resultados descritos na literatura.

► **Acompanhamento a longo prazo e prognóstico :**

Os doentes tratados por ESDTC piogénica devem ser acompanhados regularmente na consulta externa de neurocirurgia, com base no exame clínico e na TAC cerebral sem e com injeção de contraste iodado. Não existe consenso na literatura quanto à frequência da monitorização por TC após o fim do tratamento, mas é aceite que pelo menos uma TC cerebral (ou MRT) sem e com injeção de meio de contraste deve ser realizada no prazo de um mês após o fim do tratamento, uma vez que as recorrências de ESDTC piogénica são excepcionais em adultos imunocompetentes devidamente tratados, e praticamente todas ocorrem em indivíduos imunocomprometidos ou que não tiveram um tratamento adequado da porta de entrada, algo que é extremamente importante verificar durante as várias consultas. Deve-se procurar o desaparecimento completo do empiema ou a sua substituição por LCR, particularmente nas ESDTCs hemisféricas em indivíduos mais idosos, e o desaparecimento do contraste periférico [20, 21, 44, 62]. Por outro lado, os défices motores e a comitologia dominam as condições encontradas durante o seguimento nas diferentes publicações estudadas [13, 20, 21, 36, 40, 44, 4?] De igual modo, todos os doentes tratados por ESDTC que tenham desenvolvido comititude devem receber sistematicamente tratamento anti-epilético, que deve ser continuado durante pelo menos 18 a 24 meses, e alguns autores recomendam mesmo a profilaxia sistemática para qualquer localização supratentorial de ESDTC, dado o elevado risco de comititude [21, 44, 4?, 53]. Dos 50 doentes vivos que tiveram alta, 4 foram perdidos no seguimento. Todos os outros doentes foram submetidos a uma TAC cerebral de seguimento com ou sem injeção de PDC no prazo de um mês após a alta. Assim, 91,30% dos doentes tiveram 2 consultas e 2 TAC cerebrais de seguimento nos 3 meses que se seguiram à alta. O tratamento anti-epilético foi mantido durante pelo menos 1 ano em ?5% dos doentes que desenvolveram comititude. Não se registou qualquer recorrência em nenhum doente. A avaliação da qualidade de vida é, por conseguinte, um aspeto importante do acompanhamento da ESDTC. Esta avaliação não é fácil, pois terá de ter em conta os défices motores, sensoriais e sensitivos, a reabilitação motora e a reintegração sócio-profissional dos doentes tratados [44, 21, 62].

CONCLUSÕES

O empiema intracraniano é responsável por 31% a 65% das supurações intracranianas, consoante a série publicada. O empiema subdural é o local mais comum e está mais frequentemente associado a uma infeção piogénica. Representa uma verdadeira emergência médica e cirúrgica.

Os empiemas subdurais intracranianos são colecções purulentas que se desenvolvem no espaço subdural. O seu tratamento foi profundamente modificado pelos avanços da neuroimagem moderna. O tratamento baseia-se essencialmente na antibioterapia de largo espetro, com ou sem cirurgia. No entanto, não existe consenso sobre a melhor abordagem terapêutica.

No nosso trabalho, estudámos o tratamento do empiema subdural intracraniano pelo serviço de neurocirurgia do Hospital Militar de Tunes relativamente a 53 doentes durante um período de 15 anos (janeiro de 2000 a dezembro de 2014), a fim de propor um tratamento normalizado do empiema subdural intracraniano com germes piogénicos em adultos imunocompetentes. Foram excluídos do nosso estudo os empiemas subdurais intracranianos de origem tuberculosa, fúngica, parasitária ou pós-operatória, que ocorrem em crianças e em doentes imunocomprometidos, bem como os empiemas extra-durais e os abcessos cerebrais.

Estudámos os dados epidemiológicos, etiológicos, clínicos e radiológicos, a contribuição dos exames complementares, as diferentes atitudes terapêuticas, os meios de monitorização e as consequências evolutivas ao fim de 2 anos, e comparámos os nossos resultados com os de outras séries publicadas. Na nossa série, encontrámos uma frequência anual de 3,53 casos por ano, com uma idade média de 41,5 anos e um predomínio do sexo masculino, com um rácio de 9,6. As etiologias encontradas foram dominadas por infeção loco-regional, principalmente otorrinolaringológica, em 83% dos casos, incluindo sinusite, principalmente frontal (60,38%), e oto-mastoidite (16,98%). O portal de entrada não foi encontrado em 15,1% dos casos.

Os sinais clínicos mais frequentemente encontrados foram a síndrome de hipertensão intracraniana em 86,8% dos casos, a síndrome infecciosa em ?3,58% dos casos e os sinais neurológicos focais em 45,28% dos casos, dominados por défices motores (26,41%) e convulsões (22,6%). A tríade clássica de Bergman, que representa a forma clínica típica, esteve presente em apenas 39,6% dos casos, enquanto as formas clínicas pauci-sintomáticas foram as mais frequentes (60,4% dos casos).

Foi efectuada uma TAC cerebral de 1ª linha sem e com injeção de meio de contraste em todos os doentes. Este exame permitiu, por si só, o diagnóstico de

empiema cerebral em 98,11% dos casos. Foi efectuada uma RM cerebral com injeção de gadolínio e sequência de difusão num doente (1,9%). Esta confirmou o diagnóstico de empiema subdural suspeitado na TAC.
Os exames neurorradiológicos revelaram um predomínio de localizações supratentoriais (98,1% dos casos), bem como de localizações únicas (94,3% dos casos). As localizações mais frequentes foram a frontal (35,85% dos casos) e a hemisférica (20,0% dos casos). O agente patogénico foi encontrado em apenas 3 casos, ou seja, 6,25% das amostras colhidas. Em 45 casos (93,5%), a amostra era estéril. Na nossa série, apenas o estudo bacteriológico do pus do empiema permitiu a identificação do agente patogénico. As amostras colhidas no portal de entrada e nas punções lombares eram estéreis em todas as ocasiões. Os germes encontrados na nossa série foram Streptococcus milleri (1 caso), Streptococcus sp (1 caso) e Brevibacterium spp (1 caso). Os exames biológicos revelaram uma hiperleucocitose no NFS em 58,5% dos casos, um VS acelerado em 41,5% dos casos e uma PCR elevada em 51,35% dos casos. O tratamento foi exclusivamente médico em 9,4% dos casos e cirúrgico em 90,6%.
O tratamento médico baseou-se numa combinação de antibióticos parenterais de largo espetro em todos os doentes. A combinação mais utilizada foi Cefotaxima/Fosfomicina/Metronidazol em 69,8% dos casos, com uma duração média de 34,5 dias. O tratamento do edema cerebral com corticosteróides foi associado à antibioterapia em 13,21% dos casos e o tratamento anti-epilético foi utilizado em 22,6% dos casos. O tratamento cirúrgico consistiu em trepanação em 84,94% dos casos (2 orifícios em 6,92% dos casos, orifício único em 5,66% dos casos e alargado por craniectomia em 11,32% dos casos) e craniotomia em 5,66% dos casos.

O tratamento do portal de entrada, quando identificado, foi efectuado em 6?,92% dos casos.No que respeita à monitorização durante o tratamento, todos os doentes foram submetidos a uma monitorização clínica diária, com pelo menos um hemograma quinzenal com ou sem VS e/ou PCR em 96,24% dos casos.A TC cerebral foi o meio mais importante de monitorização neuro-radiológica: 91,66% dos doentes fizeram uma TAC cerebral de seguimento sem e com injeção de contraste nas 24 a 48 horas após a evacuação do empiema. Os doentes não operados e os estáveis no pós-operatório efectuaram uma TAC cerebral de seguimento a cada ? a 10 dias em ?1,?% dos casos.

Em 96,2% dos casos, a TAC cerebral de seguimento realizada na última semana de internamento mostrou: uma redução significativa da espessura da coleção subdural (:S 2mm), uma regressão clara ou mesmo o desaparecimento do edema cerebral oposto, uma redução do contraste periférico e mesmo a ausência de coleção subdural.As complicações mais frequentes foram as lesões cerebrais (?1,?%) e as convulsões comiciais (22,6%). À data da alta, 94,34% dos doentes tiveram uma evolução favorável e 5,66% uma evolução desfavorável (3 doentes faleceram).

O único fator de prognóstico significativamente relacionado com o resultado que conseguimos identificar foi o estado de consciência na admissão. Uma pontuação de Glasgow < 12/15 na admissão foi significativamente associada a um desfecho desfavorável, e uma pontuação de Glasgow 2: 12/15 na admissão foi significativamente associada a um desfecho favorável, com $p < 0,01$.

Durante o seguimento dos doentes na consulta externa de neurocirurgia, ao longo de um período de 2 anos, 4 doentes perderam o seguimento e 91,3% dos restantes doentes receberam pelo menos 2 consultas e 2 TAC cerebrais de seguimento sem e com injeção de contraste nos 3 meses seguintes à alta.

Destes 46 doentes, não se verificou qualquer recidiva do empiema; 22 doentes, ou seja, 44% dos casos, apresentaram uma normalização completa da TAC cerebral em 1er controlo; 2 doentes (4%) que nunca tinham tido convulsões apresentaram comicidade. O tratamento anti-epilético foi mantido durante pelo menos 1 ano em ?5% dos doentes que já tinham tido convulsões durante o internamento.

Podemos assim concluir, com base nos vários dados estudados na literatura, bem como na nossa própria série, que o empiema subdural piogénico em adultos imunocompetentes continua a ser uma patologia atual em vários países, independentemente do seu grau de desenvolvimento, e que a sua gestão deve ser multidisciplinar.

A principal causa é a disseminação de infecções loco-regionais, particularmente infecções oto-sinusais. A forma clínica típica do empiema subdural intracraniano raramente está presente e o quadro clínico pode, por vezes, induzir em erro o diagnóstico.

O hemograma, a VS e a PCR podem orientar o diagnóstico nas formas frustradas, mas são frequentemente normais. A TC cerebral sem e com injeção de meio de contraste é o exame fundamental, permitindo o diagnóstico na maioria dos casos. A RM de difusão cerebral é um complemento essencial ao diagnóstico nos casos em que a distinção entre empiema subdural intracraniano e outros diagnósticos diferenciais, nomeadamente o hematoma subdural crónico, pode ser difícil ou impossível. A punção lombar não tem lugar no diagnóstico bacteriológico do empiema subdural e, em alguns casos, está mesmo contra-indicada devido ao risco de envolvimento cerebral iatrogénico. O diagnóstico bacteriológico baseia-se essencialmente no isolamento do germe do pus do empiema. No entanto, o mau acondicionamento das amostras e as técnicas de inoculação nos vários meios de cultura são responsáveis por um grande número de culturas estéreis. Os germes mais frequentemente implicados são essencialmente os estreptococos e os estafilococos, seguidos dos anaeróbios e dos bacilos de Gram (-). O tratamento médico do empiema intracraniano subdural causado por germes piogénicos baseia-se essencialmente numa combinação probabilística de antibióticos de largo espetro. Em caso de edema cerebral ameaçador, pode ser acrescentada uma terapêutica corticosteroide de curta duração e, em caso de comitividade, ou mesmo profilaticamente, em caso de localização supratentorial, deve ser sistematizado um tratamento anti-epilético.

O tratamento cirúrgico é necessário em conjunto com o tratamento médico se o volume do empiema subdural apresentar sinais de hipertensão intracraniana ou de localização, ou se aumentar de tamanho sob tratamento médico exclusivo, e a sua evacuação por trepanação, especialmente com dois orifícios, é a técnica de eleição. A craniotomia continua a ter o seu lugar, nomeadamente em caso de insucesso da evacuação por trepanação, mas também de 1ère intenção em certas equipas.

A monitorização clínica e tomográfica durante o tratamento é essencial, permitindo adaptar o tratamento médico e cirúrgico às diferentes situações.

O aprisionamento cerebral e a trombose dos seios venosos durais são as complicações mais graves do empiema subdural intracraniano e a causa de uma elevada mortalidade. Após um tratamento precoce e bem adaptado, mais de 50% dos doentes têm uma evolução favorável. ?0% dos casos de empiema subdural piogénico em adultos imunocompetentes. A morte ocorre geralmente nas formas complicadas. O único fator de prognóstico claramente identificável com uma relação significativa com o resultado é o estado de consciência inicial. A monitorização clínica e tomográfica é essencial durante o seguimento, para detetar eventuais recidivas, assegurar a erradicação do foco infecioso no local de entrada e garantir o cumprimento do tratamento anti-epilético instituído sistematicamente nos doentes que sofreram convulsões, ou mesmo profilaticamente no caso de localização supratentorial do empiema para determinadas equipas.

Para além disso :

- Sugerimos que, se existirem provas a favor de uma origem sinusal do empiema subdural intracraniano (história de sinusite, presença de rinorreia purulenta, presença de enchimento sinusal, particularmente no seio frontal na neuroimagem), a combinação probabilística de Cefotaxima e Metronidazol parece suficiente em 1er lugar.

- Sugerimos que, se houver evidência de que o empiema subdural é de origem otogénica (antecedentes de otite média crónica, particularmente colesteatomatosa, presença de otorreia purulenta, presença de preenchimento oto-mastoideu na neuroimagem), a combinação probabilística de Cefotaxima / Ciprofloxacina / Metronidazol parece mais adequada em 1er lugar (Pseudomonas possível).

- Sugerimos que a combinação probabilística de Cefotaxima / Fosfomicina / Metronidazol, que é a mais frequente na nossa série, só deve ser proposta em 1er casos em que não existam dados que sugiram que o doente deva ser tratado com uma combinação de Cefotaxima / Fosfomicina / Metronidazol. uma determinada via de entrada, e em casos de origem pós-traumática. A vancomicina também pode ser utilizada nestes casos.

- Sugerimos que a duração mínima recomendada para a terapêutica antibiótica parentérica seja de 4 semanas no caso de tratamento médico-cirúrgico e de 6 semanas no caso de tratamento médico exclusivo e que não existem atualmente recomendações válidas para a terapêutica antibiótica oral.

- Sugerimos que os exames pós-operatórios sejam sempre efectuados no prazo de 24 horas após a evacuação do empiema subdural intracraniano.

- Sugerimos uma frequência semanal de exames se o tratamento médico ou cirúrgico for eficaz, com base na condição clínica do doente e na existência de uma redução significativa do efeito de massa sobre as estruturas mediais e do tamanho do empiema (:S 2 mm) e regressão do edema cerebral associado. Noutras situações, a frequência dos exames de controlo será decidida caso a caso.

- Sugerimos a realização de um hemograma completo, de um ionograma e de um estudo renal, duas vezes por semana, para detetar eventuais repercussões hematológicas, iónicas ou renais da antibioterapia. A monitorização da cinética decrescente da VS e da PCR pode ter interesse, mas parece contribuir pouco, dada a existência de muitas situações intermédias.

- Sugerimos um calendário mensal de exames de TC após a alta do doente, com avaliação baseada no desaparecimento do empiema subdural ou na sua substituição por LCR e no desaparecimento do contraste periférico, com um mínimo de um exame de TC cerebral sem e com injeção de meio de contraste no mês seguinte à alta.

- Finalmente, sugerimos que o tratamento anti-epilético deve ser sistematicamente continuado durante pelo menos um ano em todos os doentes tratados por empiema subdural intracraniano piogénico que já tenham desenvolvido comitologia. Atualmente, não existe nenhuma recomendação válida para o tratamento profilático sistemático anti-comiema para localizações supratentoriais.

REFERÊNCIAS BIBLIOGRÁFICAS

1. Passeron H, Sidy Ka A, Diakhate T, Tmbert P. Supurações intracranianas com um portal de entrada otorrinolaringológico em crianças no Senegal. Arch Pediatr. 2010;1?:132-40.

2. Alliez B, Ducolombier A, Gueye L. Supurações intracranianas recolhidas Estudo de 64 observações anatomoclínicas. Med Afr Noire. 1992;39(5):3??-82.

3. Djientcheu VP, Mouafo TF, Esiene A, Kamga YN, Nguefack S, Bello F, et al. Tntracranial suppurations in the African child: a severe but preventable complication. Childs Nerv Syst. 2013;29(1):119-23.

4. Hitchcock E, Andreadis A. Subdural empyema: Uma revisão de 29 casos. J Neurol Neurosurg Psychiatry. 1964;2?:422-34.

5. Victor A, Ropper AH. Empiema subdural. J Neurol Neurosurg Psychiatry. 2001;1(1):?49-53.

6. Kubikc S, Adams RD. Subdural empyema. Brain.1943;66:18-42.

?. Djindjian M, Decq P. Abscessos, empiema e espondilodiscite. Neurochirurgie.1995;3:592-8.

8. Sarrazin JL, Bonneville F, Martin-Blondel G. Tumores cerebrais. J Radiol Diagn Tnter. 2012;93(6):503-20.

9. Pal D, Bhattacharyya A, Husain M, Prasad KN, Pandey CM, Gupta RK. Tn vivo proton MR spectroscopy evaluation of pyogenic brain abscesses: a report of 194 cases. Am J Neuroradiol. 2010;31:360-6.

10. Leys D, Petit H. Abcessos cerebrais e empiema intracraniano. Neurochirurgie. 1994;2:485-91.

11. Debroise A, Bosdure E, Bresson V, Scavarda D, Halbert C, Drancourt M et al. Empiema subdural complicando a meningite meningocócica: uma observação pediátrica.Arch Pediatr. 2012;19(?):?36-40.

12. Kabré A, Zabsonré SD, Haro Y, Sanou A. Empiema intracraniano: aspectos clínicos, terapêuticos e prognósticos de 30 casos. Rev CAMES. 2014;2(2):?9-83.

13. Elgamri A, Naja A, Naja T, Elfane M, Hilmani S, Tbahioin K et al. Intracranial empyema. J Neurochirurgie. 2010;6:91-8.

14. Gueye M, Badiane SB, Sakho Y, KoneS, Ba MC, Kabre A. Abcesso do

cérebro e empiema empiema. Dakar Med.1991;36(1):82-?.

15. Loembe M, Okome-Monakou. Supurações intracranianas e empiema em África. Med Trop. 199?;5?:186-94.

16. Heckmann JC, Lang CJ, Hartl H, Tomandl B. Abcessos cerebrais múltiplos causados por Fusobacterium nucleatum tratados de forma conservadora. Can J Neurol Sci. 2003;30:266-8.

1?. Hoyt DJ, Fisher SR. Tratamento otorrinolaringológico de pacientes com empiema subdural. Laryngoscope. 1991;101:20-4.

18. Yenda K, Mohanty S. Massive falx cerebri empyema Neurol Tndia. 2003;51(1):65-6.

19. Elabbassi SA, Elamraoui F, Chikhaoui N, Kadiri R. Imagiologia das supurações cerebrais. Maghreb Med. 2000;20(348):22?-30.

20. Tewari MK, Sharma RR, Shuv VK, Lad SD. Spectrum of intracranial subdural empyema in a review of 45 patients. Opções cirúrgicas actuais e resultados. Neurol Tndia. 2004;52(3):246-9.

21. Nathoo N, Nadvis S, Van Dellen JR, Gouxs E. Empiema subdural tntracraniano na era da tomografia computorizada: Uma revisão de 699 casos. Neurosurgery. 1999;44(3):529-36.

22. Bernardini GL. Diagnóstico e tratamento de abscesso cerebral e empiema subdural. Curr Neurol Neurosci Rep. 2004;4(6):448-56.

23. Emery R, Berthelotj B, Ouaheso R. Intracranial abscesses and empyema: neurosurgical management. Ann Fr Anesth Réanim. 1999;18:56?-?3.

24. Kooli T, Loussaief C, Darmoul M, Toumi A, Hattab MN, Chakroun M. Intracranial empyema. Med Mal Tnfect. 2014;44(6):48.

25. Greenlee JE. Empiema subdural. Curr Treat Options Neurol. 2003;5:13-22.

26. Jones NS, Jones T, Walker JL, Bassi S, Punts J. As complicações intracranianas da rinossinusite: podem ser prevenidas? Laryngoscope. 2002;112(1):59-63.

2?. Bannister G, Williams B, Smith S. Tratamento do empiema subdural. J Neurosurg. 1981;55:85-8.

28. Hilmani S. Les empyèmes intracrâniens [Tese]. Medicina: Casablanca; 1995. 185p.

29. Tall A, Beketi A, Loum B, Diallo BK, Wane A, Diop EM et al. Empiema subdural complicando sinusite frontal aguda: 4 casos. Rev Laryngol Otol Rhinol. 2005;2:121-6.

30-Ray S, Riordan A, Tawil M, Mallucci C, Jauhar P, Solomon T et al. Empiema Subdural Causado por Neisseria meningitidis: Um Relato de Caso e Revisão da Literatura.J Pediatr Tnfect Dis. 2016;35(10):1156-9.

31. Dakar A. Les suppurations collectées intracraniennes. J Neurosurgery. 2014;19(3):1?.

32. Furen X, Miong T, Lee T, Ham T, Jui T. Abcesso cerebral: experiência clínica e análise de factores de prognóstico. Surg Neurol. 2005;6:442-540.

33. Yuen NT, Kuo Y, Ming P, Yen C, Feng C. Abcesso cerebral adquirido na comunidade em Taiwan: etiologia e fonte provável de infeção. J Microbiol Tmmunol Tnfect. 2004;3?:231-5.

34. Pao-tsuan K, Hiang-kuang T, Chang-pan L, Sheychiang S, Chun-ming L. Abcesso cerebral: análise clínica de 53 casos. J Microbiol Tnfect. 2003;36:129-36.

35. Calfee DP, Wispelwey B. Abcesso cerebral. Semin Neurol. 2000;20:353-60.

36. Coulibaly HC. Les empyèmes intracrâniens : à propos de 30 observations colligées dans le service de neurochirurgie du CHU Yalgado-Ouedraogo. [Tese]. Medicina: Ouagadougou; 2012. 120 p.

3?. Zeh OF, Guegang GE, Moifo B, Nguefack S, Nchagnouot MF, Nwatsock JF et al. Aspectos da TC das complicações cerebrais da meningite bacteriana em crianças em Yaoundé. Afr J Med Sci. 2014;6(1): 22-9.

38. Zimmerman D, Leeds E, Danziger A. Subdural empyema. Tnd J Radiol Tmaging. 1984;150:41?-22.

39. FuermanT, Wackymp A,Gadeg F,Dubrow T. Craniotomy improves outcome in subdural empyema. Surg Neurol. 1989;32:105-10.

40. Ouiminga HA, Thiam AB, Ndoye N, Fatigba H, Thioub M, Memou S et al. Empiema intracraniano: aspectos epidemiológicos, clínicos, paraclínicos e terapêuticos. Estudo retrospetivo de 100 observações. Neurosurgery. 2014;60(6):299-303.

41. Bok AP, Peter JC. Empiema subdural: birrefringência ou craniotomia? Análise retrospetiva de 90 casos de tratamento por tomografia computorizada. Neurosurg. 1993;?8:5?4-8.

42. Delouche A, Attyé A, Grand S, Troprés T, Kastler A, Krainik A. Tntérêt dela séquence de susceptibilité magnétique en TRM dans l'exploration des traumatismes crâniens légers.Neuroradiol. 2014;41(1):16.

43. Hammami B, Masmoudi M, Charfeddine T, Mnejja M, Ghorbal A. Management of orbital and endocranial complications of acute bacterial sinusitis. J Tun ORL Chir Cerv Faciale. 2014;31:2-6.

44.French H, Schaefer N, Keijzers G, Barison D, Olson S. Empiema subdural tntracraniano: uma série de casos de 10 anos. Ochsner J. 2014;14(2):188-94.

45. Reiner P, Crassard T, Lukaszewicz AC. Trombose venosa cerebral. Réanimation. 2013;22(6):624-33.

46. Barhmi T, Tazi N, Abada R, Roubal M, Mahtar M. Complicações intracranianas da sinusite frontal: cerca de 12 casos. Ann Otolaryngol. 2014;131(4):156.

4?. Scopetta T, Da Rocha AJ, Nunes RH. Meningite, Empiema e Abscesso Cerebral em Adultos. Am J Roentgenol. 2016;20?(5):141-54.

48. Kaufman DM, Litman N, Miller MH. Empiema subdural induzido por sinusite. Neurology. 1983;33:123-32.

49. Nguefack S, Moifo B, Chiabi A, Mah E, Bogne JB, Fossi M et al. Meningite por Pasteurella multocida complicada por abcesso cerebral. Arch Pediatr. 2014;21(3):306-8.

50. Boumediane M. La prise en charge des suppurations Tntracrâniennes : A propos de 1?0 cas au service de Neurochirurgie du CHU Mohamed VT. [Tese]. Medicina: Marrakech; 2016. 166p.

51. Arlotti M, Grossi P, Pea F, Tomei G. Documento de consenso sobre questões controversas para o tratamento de infecções do sistema nervoso central: abcessos cerebrais bacterianos. Tnt J Tnfect Dis. 2010;14:?9-92.

52. Tsou TP, Lee PT, Lu CY, Chang LY, Huang LM, Chen JM, et al. Microbiologia e epidemiologia do abcesso cerebral e empiema subdural num centro médico: Uma experiência de 10 anos. J Microbiol Tmmunol Tnfect. 2009;42:405- 12.

53. Salunke PS, Malik V, Kovai P, Mukherjee KK. Empiema subdural falcotentorial: análise de 10 casos. Ata Neurochir. 2012;153(1):164-?0.

54. Alimehmeti R, Seferi A, Stroni G, Sallavaci S, Rroji A, Pilika K, et al. Burrhole evacuation for infratentorial subdural empyema. World J Clin Cases.

2013;1:1?2-5.

55. Colpaert C, Van Rompuiy V, Vanderveken O, Venstermans C, Boudewyns A, Menovsky T et al. Tntracranial complications of acute otitis media and Gradenigo's syndrome. B ENT. 2013;9:151-6.

56. Beyneix A. Une médecine du fond des âges: trépanations, amputations et tatouages thérapeutiques au Néolithique. Anthropologie. 2015;119(1) :58-?1.

5?. Tchaleu BC, Luma HN, Mapoure YN, Temfack E, Mankaa EW, Nguemgne C. Tratamento médico exclusivo do empiema subdural complicando o abscesso do couro cabeludo: um relato de caso. Afr Med J. 2015;4(2):55-9.

58. Betz CS, Tssing W, Matschke J, Kremer A, Uhl E, Leunig A. Complicações da sinusite frontal aguda: um estudo retrospetivo. Eur Arch Otorhinolaryngol. 2008;265(1):63-?2.

59. Mat Nayan SA, Mohd Haspani MS, Abd Latiff AZ, Abdullah JM, Abdullah S. Dois métodos cirúrgicos utilizados em 90 pacientes com empiema subdural intracraniano. J Clin Neurosci. 2009;16(12):156?-?1.

60. Donaldson G, Webster D, Crandon TW. Abscesso cerebral no Hospital Universitário de West Tndies. West Tndian Med J. 2000;49:212-5.

62. Hlavinm L, Ratcheson RA. Subdural empyema. Oper Tech Neurosurg. 2000;12:166?-?8.

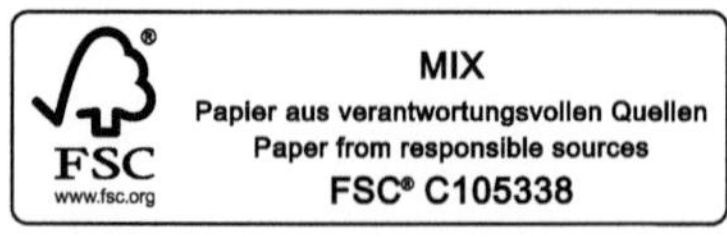

Printed by Books on Demand GmbH, Norderstedt / Germany